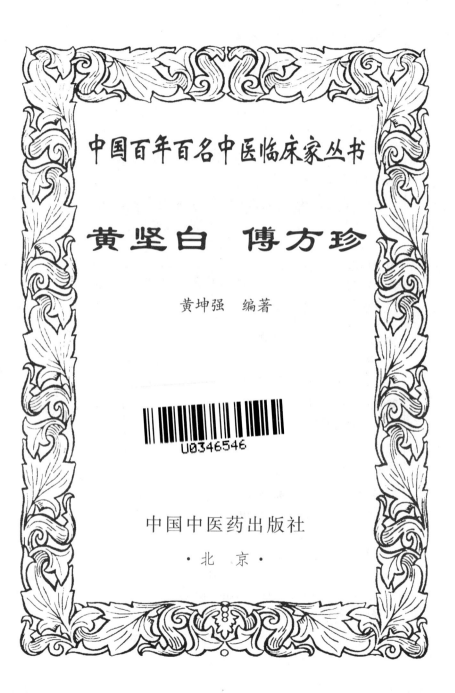

中国百年百名中医临床家丛书

黄坚白 傅方珍

黄坤强 编著

U0346546

中国中医药出版社

·北 京·

图书在版编目（CIP）数据

黄坚白、傅方珍 / 黄坤强编著 . -- 北京：中国中
医药出版社，2003.07（2024.7 重印）
（中国百年百名中医临床家丛书）
ISBN 978-7-80156-527-3

Ⅰ . ①黄… Ⅱ . ①黄… Ⅲ . ①中医学临床—经验—中
国—现代 Ⅳ . ① R249.7

中国版本图书馆 CIP 数据核字（2003）第 053586 号

中国中医药出版社出版

北京经济技术开发区科创十三街 31 号院二区 8 号楼
邮政编码 100176
传真 010-64405721
廊坊市佳艺印务有限公司印刷
各地新华书店经销

开本 850×1168 1/32 印张 8.75 字数 198 千字
2003 年 7 月第 1 版 2024 年 7 月第 2 次印刷
书号 ISBN 978 - 7 - 80156 - 527 - 3

定价 35.00 元
网址 www.cptcm.com

服 务 热 线 010-64405510
购 书 热 线 010-89535836
维 权 打 假 010-64405753

微信服务号 zgzyycbs
微商城网址 https://kdt.im/LIdUGr
官方微博 http://e.weibo.com/cptcm
天猫旗舰店网址 https://zgzyycbs.tmall.com

如有印装质量问题请与本社出版部联系（010-64405510）

出版者的话

祖国医学源远流长。昔岐黄、神农，医之源始；汉仲景、华佗，医之圣也。在祖国医学发展的长河中，临床名家辈出，促进了祖国医学的迅猛发展。中国中医药出版社为贯彻卫生部和国家中医药管理局关于继承发扬祖国医药学，继承不泥古、发扬不离宗的精神，在完成了《明清名医全书大成》出版的基础上，又策划了《中国百年百名中医临床家丛书》，以期反映近现代即20世纪，特别是新中国成立50年来中医药发展的历程。我们邀请卫生部张文康部长做本套丛书的主编，卫生部副部长兼国家中医药管理局局长佘靖同志、国家中医药管理局副局长李振吉同志任副主编，他们都欣然同意，并亲自组织几百名中医药专家进行整理。经过几年的艰苦努力，终于在21世纪初正式问世。

顾名思义，《中国百年百名中医临床家丛书》就是要总结在过去的100年历史中，为中医药事业做出过巨大贡献、受到广大群众爱戴的中医临床工作者的丰富经验，把他们的事业发扬光大，让他们优秀的医疗经验代代相传。百年轮回，世纪更替，今天，我们又一次站在世纪之巅，回顾历史，总结经验，为的是更好地发展，更快地创新，使中医药学这座伟大的宝库永远取之不尽、用之不竭，更好地服务于人类，服务于未来。

本套丛书第一批计划出版140种左右，所选医家均系在中医临床方面取得卓越成就，在全国享有崇高威望且具有较高学术造诣的中医临床大家，包括内、外、妇、儿、骨伤、针灸等各科的代表人物。

本套丛书以每位医家独立成册，每册按医家小传、专病论治、诊余漫话、年谱四部分进行编写。其中，医家小传简要介绍医家的生平及成才之路；专病论治意在以病统论、以论统案、以案统话，即将与某病相关的精彩医论、医案、医话加以系统整理，便于临床学习与借鉴；诊余漫话则系读书体会、札记，也可以是习医心得，等等；年谱部分则反映了名医一生中的重大事件或转折点。

本套丛书有两个特点是值得一提的：其一是文前部分，我们尽最大可能收集了医家的照片，包括一些珍贵的生活照、诊疗照，以及医家手迹、名家题字等，这些材料具有极高的文献价值，是历史的真实反映；其二，本套丛书始终强调，必须把笔墨的重点放在医家最擅长治疗的病种上面，而且要大篇幅详细介绍，把医家在用药、用方上的特点予以详尽淋漓地展示，务求写出临床真正有效的内容，也就是说，不是医家擅长的病种大可不写，而且要写出"干货"来，不要让人感觉什么都能治，什么都治不好。

有了以上两大特点，我们相信，《中国百年百名中医临床家丛书》会受到广大中医工作者的青睐，更会对中医事业的发展起到巨大的推动作用。同时，通过对百余位中医临床医家经验的总结，也使近百年中医药学的发展历程清晰地展现在人们面前，因此，本套丛书不仅具有较高的临床参考价值和学术价值，同时还具有前所未有的文献价值，这也是我们组织编写这套丛书的初衷所在。

中国中医药出版社

2000 年 10 月 28 日

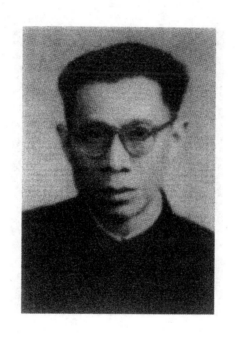

黄坚白先生留影

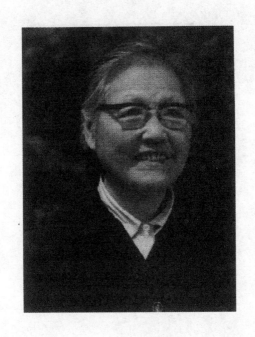

傅方珍教授留影

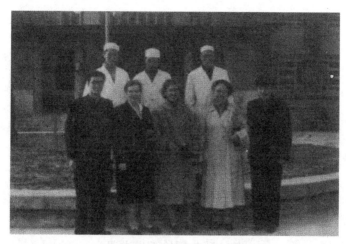

黄坚白先生与苏联专家合影
（后排从右数黄坚白、闫乐知、陈超，前排从右数胡斌）

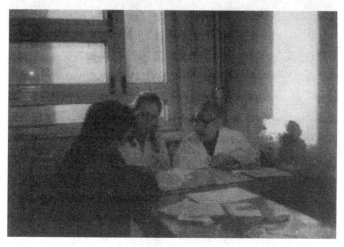

傅方珍教授为患者诊治

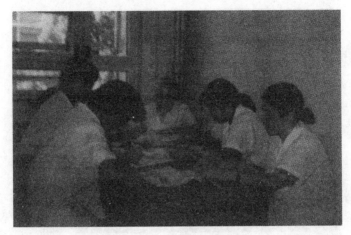

傅方珍教授给学生讲课

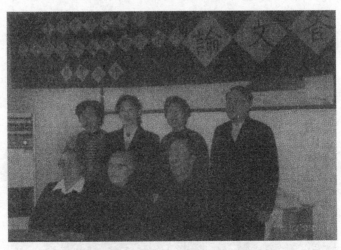

前排左起阎润铭、傅方珍、尚尔寿
后排左起王芳妮、黄坤强、岳开琴、刘少云

编写说明

一、本书中专病论治的病名分类，大多沿用中医病名，少数采用现代医学的病名。

二、病案中的药物剂量保持原貌，原是钱即钱，原是克即克。

三、本书编写过程中，中国中医研究院西苑医院的张贻芳、蔡莲香、魏子孝老师，中国中医研究院的吕维伯老师，北京针灸骨伤学院（现归属北京中医药大学）的张崇老师，以及岳开琴、马堃医师从提供素材到修改稿件，给予了大力的支持与帮助，在此谨致谢意。

编者

内容提要

　　本书介绍黄坚白、傅方珍夫妇的临床经验和学术专长。黄老在国家级课题"中医治疗肝炎、肝硬化"的研究工作中做出了突出贡献，本书总结了黄老治疗肝病、肾炎、痢疾、泄泻、胃痛、哮喘等内科病的经验。傅老是著名的中医妇科专家，本书阐述了傅老治疗不孕症、月经不调、痛经、子宫内膜异位症、盆腔炎、习惯性流产、更年期综合征等疾病的独到之处。此书内容丰富，资料珍贵，为中医药业内人员不可多得的参考书。

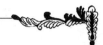

目　录

黄坚白

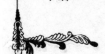

黄坚白

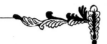

先父黄坚白先生，浙江杭州人，1907年农历八月二十二日生于原籍。

祖父以教书为业。父亲自幼酷爱读书，7岁入小学，读书4年，因家中经济困难而辍学，继由祖父教读两年。因生活所迫，读书梦想破灭，13岁即离家到上海一皮革商号学徒谋生，强烈的求知欲望，使他在学徒期间抽暇便刻苦学习文化，终因生活环境恶劣，过度劳累，积劳成疾。1926年冬19岁时身染重病，回家调养，经过半年多的治疗，毫无起色，杭州的中西医师均认为是不治之症。剧烈胃痛的折磨，使他不能行路、不能久坐，身体非常虚弱。即使重病在身，父亲也没有放弃学习，且暗自确立学医的志向。

当时杭州名老中医朱辅庭先生，非常欣赏父亲的聪明颖慧，并被其刻苦嗜学的坚强毅力所感动，认为这个病弱好学的青年人确是可塑之材。故待父亲身体稍有好转，即收为入室弟子。朱先生对先父耳提面命谆谆教诲，从所读书目的

选择到具体问题的详解，均一一指导。这样父亲一边养病治疗，一边学习医学经典，部分医学典籍就是那时睡在病榻上读熟的，眼睛竟因疲劳而形成斜视。经过一年多的疗养与治疗，到1928年秋胃病始告痊愈。其间，父亲为探究药理，体验药效，曾亲尝过很多峻烈药物、毒性药物，并对中医产生了浓厚的兴趣，坚定了潜心钻研医学的信心。继之随朱辅庭先生应诊，学习朱老师的临床经验，并得到了临床实践的历练。直到1931年11月，共学了四年零三个月。由于得到老师倾囊传授，父亲为自己以后的医学研究打下了良好的基础。

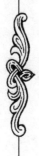

1931年11月（24岁）到叶孟陶先生处助诊。叶孟陶先生是浙江中医专门学校教授，因病偏风，不便执笔写字，嘱父亲助诊，月给薪津，下午除出诊外，还许其自己执业。这样，父亲不但可以学到叶师的临床经验，同时每月还有固定的收入，生活能够自立，遂安心跟他临诊，直到叶师逝世（1936年春）为止，又学了四年零三个月。其间除诊病外，抽空学习新旧医学知识，在这四年当中，向叶师学得了很多宝贵的临床经验和医学理论，受益匪浅。1933年还参加了上海铁樵医学事务所函授学习，不但学得一些新知识，而且对中西医汇通的学术思想也有了一定的了解。

1935年10月，父亲参加杭州市政府举办的中医资格考试，获甲等第二名。1936年春，自设诊所，此时除诊务外，并兼在杭州浙江中医专门学校教书，又被杭州中医师裘吉生先生聘为《珍本医书集成续集》编辑，为一百余册罕见版本的中医古籍撰写了内容提要。因抗日军兴，书未出版。此后曾相继在浙江、重庆、汉口等地开业行医。其间担任过中国医药改进会理事，重庆医学导报社编辑。

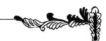

新中国成立后，百废待兴，中央政府对中医事业给予了大力的扶持，在全国各级政府设立了相应的行政机构。父亲被聘任为武汉市政府卫生局医务人员考试委员会中医考试委员，武汉市人民政府卫生局医事人员资格审查委员会委员，中南行政委员会卫生局中医委员会委员，武汉市中医进修学校教务委员会委员等职。1953年受聘于汉口协和医院，进行医疗研究工作。

当时在西医院设置中医科尚属试办，要搞好中医工作，应以中西医团结合作为先决条件，而西医对中医学术的正确认识，又是团结合作的必要条件，父亲为了让西医了解中医，先后撰写"怎样认识中医""中医学术简介"等作为西医学习的参考教材。为了使中医科学化，做了大量工作，提出很多好的建议和设想。他在"中医科学化之我见"一文中指出："欲改进中医，欲使中医成为科学化，整理教材、设立学校、医院、药厂，都是不可少的。有政府的领导，西医和其他科学家的协助，加以中医能团结一致，群策群力，中医必定能够成为科学化。到了那时，只有整个科学化的新中国医学，不再有中医西医的分别，新中国的医学，在世界上是一定能够取得很高地位的。"表达了他的理想和胸怀。

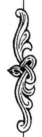

党和政府非常重视中医工作，为落实毛主席制定的中医政策，促进中医事业的发展，1955年在北京成立了中医研究院，向全国召集名老中医。当年年底父亲奉命调入北京，到中医研究院工作，并被聘任内科消化研究室副主任，同时承担中医研究院第一届研究班的教学工作，讲授《伤寒论》《金匮要略》等课程，编写了十余万字的讲义。当时他在学术上已有较深造诣，但仍孜孜不倦地钻研学问。虽然身负重任，

每日工作繁忙，但每天晚上都抽出一定的时间读书学习，或针对白天遇到的问题查阅资料，或学习新的知识。父亲在中医研究院，以渊博的学识赢得了同道的尊重，被同事称为"医学活字典"。他所在的研究室担任了国家有关中医治疗肝炎、肝硬化的研究课题，他为此做了大量的工作，并取得一定的成绩，为中医事业做出了突出的贡献。父亲的工作业绩受到党和政府的深切关怀与高度重视，曾荣幸地三次被邀请登上天安门观礼台，参加国庆大典，并于 1962 年作为研究院的代表，与鲁之俊院长一起去广州参加全国科技大会。

父亲不仅学识丰富，且重视医德修养，他认为："医学医德一如车之两轮，若缺其一即不能载重而启行，且必倾覆。""故欲成良医，必恃医德，医德者，实万世颠扑不破成功之秘诀也。"他撰写"实用临证要语"一文，详细阐述医生应如何面对病人，如何提高道德修养，可视为医生的行为规范。

父亲的晚年，身体状况不好，患有多种疾病，几乎是在病榻上度过的，即使这样他也没有放弃学习，并不断把新的心得体会传授给他的学生，使他们成为中医事业的骨干力量。

父亲的一生为了中医事业，不断追求，不断进取，他曾在 20 世纪 60 年代总结过自己的治学经验，反映了他学医生涯中勤于探索的精神，摘录如下：

"回忆初学十载，当得入门，以为窥其堂奥，眼高气扬，实则诊病也知标不知本；用方也知奇不知偶。人亦但以轻者浅者相就，去病能自愈者半，必药治单纯者又据大半。其疑难重病，或他就，或转介于人，幸尚不至贲事。当是时也，以热病言，虽知六经、三焦之分，而三阴、下焦则罕见，见

之亦先自彷徨焉。以单方治三阳、上中焦病，加减不能合度，颇为庞杂，治则顾此失彼，不知偶方用之两感之治。其后应诊渐多，群众鞭策，不得不穷研典籍，求教于前辈，以此学得稍进。续学十年始渐悟方有纯驳，当先学其纯，进而求配合辅助，以及反佐之妙。再进则学阳证似阴、阴证似阳，所谓寒因寒用、热因热用等反治之法。其时虽治渐广，识稍盛于普，然今又越十六年矣，而自愧尚未臻上乘，不敢不勤求书册，请益于先进，学无止境，深有所悟，今知所得十不及一，祖国医学为伟大宝库，诚哉斯言也，所可告慰者，乐于斯道，愿终生以学此。"

　　1975 年 3 月 20 日，父亲终被病魔夺去生命，永远地离开了我们。

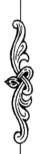

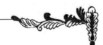

专病论治

肝 病

一、慢性肝炎及肝硬变的中医理论和治疗法则

本文由父亲执笔起草，经科室集体讨论修改，以科室的名义发表在 1960 年第 4 期《中医杂志》上，文章反映出他在治疗肝病方面的部分学术思想，总结了他的治疗经验。我与父亲的学生张贻芳共同整理如下：

（一）病名

慢性肝炎和肝硬变都是西医的病名，中医学中没有这些名称，它的类似症状分别记载于中医文献之肝胃病、胁痛、积聚、鼓胀以及黄疸各门。慢性肝炎的初期，发现一些胃肠

症状时，中医一般称为肝胃病，也就是所谓"肝木乘土"之证。其继续发展，肝脾肿大显著，则属于积聚门中的"积"或称"积聚""痞块"。到了晚期进入腹水阶段，《内经》称为"鼓胀"，指出本病"腹筋起"有别于"腹色不变"的水肿病，后人又有单腹胀、胀满、蜘蛛病、石水、蛊胀及食鼓、气鼓、水鼓、血鼓、虫鼓等名。本病发展过程中偶发现有黄疸的，在早期多属于"湿热发黄"，后期则属于"黑疸"之类，病情较为严重。

（二）病因病机

中医认为肝炎、肝硬变是由外感六淫和内伤七情、饮食、劳倦（包括房劳）等因素所引起的。

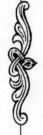

人体五脏、六腑、九窍、百骸虽然都是相互关联的，但各种疾病自有其主要受害的脏腑。肝炎和肝硬变主要受害的脏腑为肝、脾及其相表里的胆和胃。这里必须说明，中医所说的肝受害，并不是因肝脏肿大而认为是肝病，而是因为本病无论在精神刺激的起因上，在病发两胁的部位上，以及瘀血内蓄的病理机转上，都属于中医肝病范围。同样，属于脾病也不是因脾脏的肿大，而是因为有显著的消化道症状，才称为脾病。

本病若由传染性肝炎之急性经过而转归慢性者，其始由六淫外侵，湿侵脾胃则现恶心、呕吐、不思食、小便黄少、胸闷、大便不调、舌苔厚腻等症；邪犯少阳则潮热胁痛；湿与胆火相合，湿热内蒸则口苦发黄。此时若得不到适当的治疗，或再因饮食伤胃，劳倦伤脾，都怒伤肝，迁延不愈，则易转归为慢性病。

本病之慢性经过者，其在肝的一方面，因郁怒伤肝，使

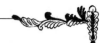

肝气郁结不伸，失其条达之性。肝脉贯膈，布于胁肋，气失条畅则胁肋疼痛不舒。肝气郁遏则横逆而犯脾胃，因此就出现食思缺乏、呕恶、泛酸、腹胀、大便不调等肝脾症状，形成了"肝木乘土"之证。又肝为藏血之脏，血赖气以行，肝失条达，病初为气机不利，血行不畅，久则气滞血凝，络脉瘀积，死血内着，攻胁作痛，按之更甚，就成为积癖之症。

其在脾胃方面，由于饮食失常，嗜酒过度，肥甘久卧，致消化机能发生障碍，脾胃既病，肝木易侵，乃成"脾虚木乘"之证，此与肝木乘土，起因虽别，而后果则同。肝脾俱病，脾胃运化失职，则清阳不升，不能充分运化水谷之精微以灌溉脏腑百骸；浊阴不降，水湿不能畅利以排泄于体外，于是清浊相混。同时因肝气郁滞，血液凝结，隧道因而壅塞，就形成了鼓胀病。所以喻嘉言认为，凡是癥瘕积聚，就是胀病的病根，到形成鼓胀以后，脾土即衰，没有力量去制水，水湿泛滥，肾阳衰败，肾的阳气不足，无以化气以行水，肾为胃之关，关门不利，水聚不行，致水愈积愈多，使腹围日渐增大，成为大积大聚的鼓胀重症。

在内因方面，中医还特别强调精神因素，临床实践中我们也深深体会到，忧思郁结、精神不愉快的人，不但易患本病，而且每多缠绵难愈，所以中医认为七情为本病重要致病因素之一。

由于肝脾两经罹病，外候上能见到各种肝脾病症，及其传变以后，侵害其他脏腑，也能兼见一些其它脏腑的证候，而日久正虚，阴虚、阳虚、气虚、血虚在临床都属常见，兹将肝病、脾病及日久正虚所发生的症状列举如下：

①脾气滞则大便溏泄；

②胃气逆则呕吐、恶心；

③胃气滞则食欲不振而恶食；

④肝血凝滞则面色晦黯不泽；

⑤肝郁络阻，肝火内燔则鼻衄、龈衄、吐血；

⑥肝阴竭而风自内生则狂躁、谵妄、痉挛、昏迷；

⑦瘀血内阻则腹筋起，肤现红点或红纹；

⑧肝气衰惫则夜盲、目视不明；

⑨湿热盛发为黄疸；

⑩脾败则发为黑疸，其症多在晚期，体力虚弱，精神萎靡，食思缺乏，肢瘦面削，在晦黯的肤色上再加上污黄色，所以多属败症；

⑪肝郁火升则午后潮热；

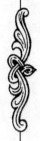

⑫兼气虚则倦怠无力、形衰气短、自汗、懒言、便溏、脉软弱、舌质嫩；

⑬兼血虚则唇不红泽、疲乏、心悸、头眩、脉细、舌质淡嫩；

⑭兼阳虚则畏寒、肢冷、喜温、神疲、便清、自汗、脉微小无力、舌嫩白而润；

⑮兼阴虚则口干舌燥、喜冷、烦躁、手足心热、失眠、肌肤干涩、脉细数无力、舌质嫩绛、苔净或光剥。

鼓胀有气鼓、水鼓、食鼓、血鼓、虫鼓。虫鼓或称为蛊胀，谓病源由于蛊毒，蛊是指腹内有虫，这是一种由寄生虫病因所引起的鼓胀；其余的名称则因鼓证所现的主症不同而另起的名称，如以食思缺乏，便行不调等症为主的称为食鼓；以腹大、胀满为主的称为气鼓；以青筋暴露，肤有红纹、红点显著的称为血鼓；腹及四肢都肿，按之有凹陷的称为水鼓，这些都是肝硬变腹水所常见的症状。此外另有气鼓，腹膨大而内无水液荡漾；虫鼓，腹无积水而有肠寄生虫

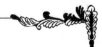

者，可能是肝硬变，也可能是另外的病。

综合以上中医对肝炎和肝硬变病理的认识，可概括为肝郁、脾滞、瘀血、水积。本病在寒热方面则传变互异，有寒有热，所以前人的说法也并不一致，如朱丹溪谓"郁久生热"，李东垣谓"始受热中，末传寒中"，或从寒化，或从热化，当视患者体质、地域及其他副因而定，不能执一而论。至于虚实方面，本病属于肝郁、瘀血、脾滞、水积，当然都是实证。但病邪久踞，正气受伤，纳谷衰少，营养不足，到后来多兼有虚象，所谓正虚邪实。其兼阴虚或阳虚，兼气虚或血虚，或气血阴阳并虚，均视病的传变所现的证候而定，也不可执一而论。

（三）慢性肝炎及肝硬变的分型和治疗法则

中医治疗是根据理论指导来用药的，本病在病理方面既属于肝郁、瘀血、脾滞与水积以及正气不足，所定的方剂也就从这几个方面出发。以下治疗法则是根据我科规定的治疗草案，通过临床实践再加以修订的。

1. 主要证型及治法

（1）肝郁脾虚型（前所谓肝木乘土之证）

症状：肝脾未见显著增大，症现胁痛或引及肩背痛，脘腹胀满不舒或疼痛，神情烦躁，呕恶，食减，大便不调，或午后有轻度潮热等，脉弦而无力，苔薄滞。

方药：逍遥散（柴胡、白芍、当归、白术、茯苓、甘草、薄荷、煨姜）。兼内热者加丹皮、黑山栀。

（2）血瘀型

症状：肝脾肿大，症以胁痛为显著，兼见面色黑暗而滞，神色不兼怯弱萎白，纳谷如常或略差，体力不显衰惫，

脉弦有力，舌质苍老而色黯，苔薄。

方药：三甲汤（生牡蛎、生鳖甲、炮山甲、柴胡、甘草、郁金、姜黄、桃仁、红花）。胁痛兼腹胀者将桃仁、红花换三棱、莪术。

上证肝脾肿大显著而体壮气实者，肝肿硬兼用大黄䗪虫丸、脾肿硬兼用鳖甲煎丸（均系成方）。

（3）血虚型

症状：肝脾肿大，症以胁痛为显著，兼见面色萎黄苍白、晦暗而枯，唇不红绛，体力衰惫，头晕心悸，脉弦细小，舌质淡嫩，苔薄。

方药：养血行瘀汤（当归、白芍、川芎、地黄、首乌、丹参、郁金、延胡）。

（4）脾滞型

症状：肝脾肿大，但疼痛并不甚著，却以胃肠症状为明显，如腹胀、胸满，食后更甚，噫气，呕恶，矢气，脉弦滑有力，苔板滞苍老黏腻，不兼倦怠怯弱，气短，苍白等虚证者。

方药：加味平胃汤（川朴、苍术、橘红、甘草、枳实、莱菔子、槟榔、青皮）。

（5）脾虚型

症状：肝脾肿大但疼痛不著，却以脾胃不足之证为显著，如面色苍白，倦怠怯弱，气短息微，胸闷腹胀，食少，大便清泄，自汗脉软缓无力，苔薄黏，质淡嫩。

方药：六君子汤［党参（虚甚时则用人参）、白术、茯苓、甘草、半夏、橘红］。

以上是我科治疗肝炎及肝硬变所应用的主要方剂，除第一方外，其余四方常参合运用，如有血瘀型的同时又兼一些

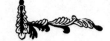

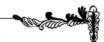

脾滞症状，可选一些加味平胃汤的药合用，用多用少，哪一型为主，哪一型为辅，完全看具体情况而定。总之，血瘀型、血虚型、脾虚型、脾滞型四方均有参合并用的机会，问题只在用多用少罢了。其次，有先现脾滞或脾虚证，经治疗平复后，肝脾肿大不消而转用血瘀型或血虚型方剂而施治的；也有先用血分药，证情转变而改用脾滞脾虚的方剂，随证施治，不能固执不变。

2. 兼症加减

除上面主方以外，还有个别的兼症则用加味法。

（1）兼阳虚：加附子、干姜、肉桂、肉果、巴戟肉、补骨脂。

（2）兼阴虚：加生地、天麦冬、石斛、鳖甲、白芍、黄精、杞子、元参，或用成方六味地黄丸。

（3）兼湿热：如口苦，自觉脘部或两胁灼热，口气重，尿赤发黄，脉数，苔黄，加黄芩、黄连、黄柏、胆草、山栀、茵陈。

（4）兼血分热：自觉午后有热，心烦神躁，手足心热，尿赤，脉数，舌红绛或见鼻衄、龈衄，加丹皮、生地、银柴胡、白茅根、广犀角（现用代用品）、黑山栀。

（5）兼食欲不振：加六曲、山楂、麦芽、稻芽、鸡内金。

（6）兼呕恶：属寒者，如口不干，脉不数，苔淡润腻，加姜夏、砂仁、橘红、吴茱萸；属热者，如口苦而干，自觉内热，脉数，苔黄，加黄连、芦根、竹茹。

（7）兼泄泻：属虚寒者，如便行澄澈清冷，腹痛，恶寒喜温，面白，口不干，脉无力而迟，苔白，舌质淡嫩，加附子、干姜、白术；属虚热者，如便行不实，口干舌燥，脉

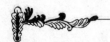

软数，苔光嫩，加山药、芡实、苡仁、莲子；属实证者，如口气重，腹胀痛，便后为快，大便秽臭，尿短赤，脉滑，苔厚腻等，加六曲、麦芽、稻芽、山楂、苍术、黄芩、黄连、厚朴。

（8）兼便秘：属实者，如"血瘀型""脾滞型"加麻仁滋脾丸或木香槟榔丸；属虚者，如"脾虚型""血虚型"加生首乌、苁蓉、杞子。

（9）兼口渴：加花粉、麦冬、天冬。

（10）兼湿热发黄：加茵陈、山栀。

（11）兼黑疸：此为败症，于主病所定的主方中兼服小温中丸（成方）。

（12）兼鼻衄、龈衄：加茜草炭、郁金、田三七。

（13）兼尿少：加赤猪苓、车前草、泽泻、路路通、泽兰、滑石。

（14）兼胁痛：大多数为肝经瘀血，可加柴胡、香附、郁金、姜黄、延胡；有因气滞痰阻者，可加半夏、枳实。

（15）兼潮热：加柴胡、青蒿、鳖甲。

（16）兼失眠、头晕、梦多：加丹参、合欢皮、夜交藤、首乌、枣仁。

（17）兼雀目（夜盲）：加夜明砂、苍术。

（18）兼出汗：不论自汗、盗汗，加浮小麦、山萸肉。
以上加味药品，当视具体情况，可选加一至数味，并不是全数加入。

3. 常见合并症的治疗

常见的几个合并症，我们所应用的方剂及处理如下。

（1）肝昏迷：局方至宝丹或安宫牛黄丸，视病情轻重，每隔4~12小时服一钱，能使病人清醒过来，但此时为抢救

病人，往往中西药并用，西药常用谷氨酸钠和葡萄糖等静脉注射。

（2）吐血或便血：芍黄炭（吴江县中医研究组经验方）。大黄炭、白芍炭等分研细，每服一钱，白糖拌匀，干咽；或云南白药七厘到一分，白水吞服，每四小时一次，忌豆、鱼、酸、冷食，并服人参以扶正气，再配合输血及葡萄糖。病势稳定后则服犀角地黄汤加止血行瘀药，最后则用归脾汤以补正气。

（3）腹水：若肝硬变已发生腹水者首先当考虑解决腹水问题，关于腹水的治疗方案如下。

腹水不多，胀满不甚，首先考虑利尿，其不兼有虚证者取八正散、大橘皮汤、五皮饮（均系成方）三方选用，八正散较重，大橘皮汤次之，五皮饮最轻；兼虚证者，则选用防己黄芪汤、导水茯苓汤。

腹水不多，形体俱虚（如面色青黄或㿠白，不思食，精神萎顿，腹胀甚绷急，小便不利，脉弦数浮大，苔淡嫩或红等）及有大量腹水，形体俱虚不任攻下者用兰豆枫楮汤：泽兰、黑大豆、路路通、楮实。

上方视虚证的不同情况，合下列方剂同用：

①阳虚合真武汤。

②阴虚合六味地黄丸兼加知母、牛膝、车前、黄柏等。

③阴阳两虚合济生肾气汤。

④气虚合香砂六君汤或实脾饮加黄芪（以上系五个成方）。

有大量腹水形体俱实者，如腹部膨大如瓮，按之柔软不绷紧，面色黑暗苍老，食谷如常，但恐胀满而不敢多食，精神不衰，大便干结，或一日二三次，但量少不畅，质不太

稀，尿黄短少，气不怯弱，声音响亮，脉弦缓，按之不衰，苔薄滑而苍老。以上是典型可攻的病证，但病证不一定都那么典型，体力比较差一些的，仍然可攻，但在药的用量、间隔的长短和配合的汤药上有所差别。攻水用的方剂如下：

①臌症丸（生甘遂、黄芩、木香、砂仁）；②控涎丹；③舟车丸；④消水丹（以上均为成方，其余如十枣汤，单味芫花等，偶尔应用，但非主要方剂）。以上四方在什么样的情况下用①方，或②方，或③方，或④方，这一点还没有摸清规律，因有时服①方无效或反应大时，换②方或③方、或④方后，情况较好，有时则反之，可能是由于各人对药物敏感度不同的关系。

应用以上方剂时，我们都加上了肠溶衣，这样使不良反应大为减少，减轻患者痛苦，为攻水创造了有利的条件。

以上药物用量，自数分以至三钱不等，视病情的情况而定，攻水的频度，以病人体力能耐受并使腹水尽快消退为原则。

除了上面四个攻水方，还有禹功散（黑白丑八成、小茴香二成，加倍量的赤砂糖），一般应用于上述攻水药反应较大不能耐受之患者，但此药行水的力量较差。

服用攻水药都在早晨空腹时，但禹功散则午后可再服一次。

至于有大量腹水患者体虚而不任攻伐者，服兰豆枫楮汤配合真武汤等方又无效时，则以大量中西药补剂增强病员体质，俟其体力稍振，仍看机会给予攻水剂。此外，在投攻水剂间隔期间，我们也配合西药，应用硫酸镁也能泻下适量的水而没有多大反应，并视条件许可再配合西药利尿剂。（张贻芳注：当时治疗方法之一是患者每早5点服人参汤之后，

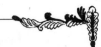

静脉推 50% 葡萄糖 60ml，再服 20% 的硫酸镁 60ml，6 点左右服中药攻水药，病人泻 3~4 次，其中以第二次泻水量最多，大约 2000ml，之后逐渐减少，一般总泻水量约 4000ml 左右。配合的汤药大致为上列真武汤等五方，视病情的不同而应用之。）

（四）治疗慢性肝炎及肝硬变的体会

肝硬变的早期是无腹水的，肝硬变到了腹水期就比慢性肝炎及早期肝硬变尤为深重，预后也较差，所以就必须注意早期治疗不使发展到严重阶段。

慢性肝炎、早期肝硬变以至肝硬变腹水有四大禁忌：①郁怒伤肝；②感冒（因卫气不固，容易感冒）；③疲劳过度；④饮食不节（如吃油腻、生冷、过饱等使消化机能发生障碍）。凡此四者犯其一，常使服药效差，病情发展，故患者必须与医师合作，严守此四禁。

治疗本病时，如按辨证施治处方无误，而复诊时服药无效，必须了解有无犯此四禁，否则以为无效是由于方不对证，可能将有效方剂换去，造成以后施治中的困难。

中医说木克土证之腹满是脾受肝克，肝脉多弦，临床所见这些病也确实以兼弦脉者为多，当视其所兼之脉象以定寒热虚实和吉凶。

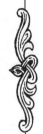

腹水忌浮大脉、疾脉，浮脉候大而似乎有力，但稍重按则脉即不显，属于无根之脉，最为可畏。若脉弦缓而小，但有神，则反为可攻之脉。

可治之证，望其神色，精神充沛，颜色虽异，却润泽开朗，如《素问》所谓"青欲如苍碧之泽，不欲如蓝；黑欲如重漆色，不欲如地苍"等。望诊在诊断上十分重要。

中医谓脾胃为后天之本，这也非常重要，腹水患者食欲好的，治愈的希望就很大。

腹水患者的大便泄泻是逆证，但泄而不太稀，便行不畅，虽日三四次，其他方面条件好，仍为可攻之证。虚证服攻水剂后，下水少而腹胀硬反愈甚者，往往较为棘手。腹水能任温药者预后较好。

放腹水虽然不是好办法，但水量过多压迫太甚时，可以考虑放一次腹水，再服药效果就比较好些。曾有个别中医说，放过腹水之患者，中医治疗效果不佳，此语不确。我院曾经治过多例入院前已放过多次腹水的患者，中医治疗后效果佳良，腹水全消者，并不鲜见。

古人谓肿胀病唇黑伤肝，缺盆平伤心，脐出伤脾，背平伤肺，足下平伤肾，有此五伤，为不治之症。这也不一定，具此五伤的病人，我们在临床上也有治好的。

鼓胀有很多医家认为不可攻，但我们的体会，认为腹水是实证，应当攻。有的病人可以先用利小便法，利小便无效时再采取攻水法，有的病人也可以一开始就攻，但是必须注意攻的方法，如攻补兼施，先补后攻，九补一攻等，使正气不伤，水邪消退。至于正气已衰竭者，不能再用攻法，这是另一问题。

服攻水药后，小便也跟着加多的，这是预后佳良的征兆。

有西医的协助配合，在诊断方面互相对照，格外明确，在治疗上加用西医各种支持疗法，如输血、葡萄糖注射、保肝药的应用等，提高了用中医或西医任何一种单独疗法的有效率，这证明党的中西医结合的政策是完全正确的。

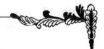

二、辨证论治肝病的心得

（本文作者张贻芳，父亲的学生，曾任中国中医研究院西苑医院副院长，本文是跟师学习期间所写，可与前文互参。）

黄坚白老大夫学识渊博，医术高明，医德高尚。在几十年行医过程中，积累了丰富的经验，尤其对于治疗肝病的疗效甚佳，我跟师学习受益匪浅，今将学习心得整理如下。

（一）肝病证候

肝病所累脏器为肝胆脾胃四者，可因病因和体质不同而出现种类繁多的外候。其表现如下。

（1）胁痛：胁痛多属气滞，刺痛多见于血瘀，隐痛和劳累后痛多属虚证。

（2）腹胀：腹胀兼嗳气、矢气者多属气滞，腹胀兼便溏、泄泻者为湿阻或脾虚，腹胀兼痞块不消者多为瘀血，腹胀便干形体瘦削多为阴虚。

（3）食纳：能消谷者为胃强，不能消谷者为气滞湿阻或脾虚。

（4）大便：干结者为热，溏稀者多因脾虚或脾为湿困，便行不畅者为气虚或气滞。

（5）口味：口黏为湿症表现之一，口苦多见于内热。

（6）头晕：腿软为肝虚，头重、腿重为湿重。

（7）心烦：多因肝火偏旺。

（8）身倦：有为湿重者，有为体虚者，如为气虚者则倦怠无力。

（9）黄疸：为湿热熏蒸之象。

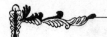

（10）寒热：初发寒热体温较高者属于表证；久发寒热，体温不甚高者为里证、湿热。

（11）积块：多属气滞血瘀。

（12）舌质：舌正常，苔黄而腻属湿热；舌体肥胖苔满而腻为痰湿内阻；舌形瘦而质红光净为阴虚；舌边尖有瘀点为瘀血。

（13）脉象：弦滑有力为肝实；脉左大右小为肝强脾弱；脉细弦为阴虚；脉弦涩为瘀血。

虽然肝病症状繁多，但是黄老一再强调，人是一有机整体，不能以一项作为辨证的根据。必须综合分析，从整体出发，观察形体肥瘦，面色华润程度，舌脉表现，结合病人口述症状，综合予以判定，必要时可以舍脉从症或舍症从脉，但前者较为多见。

（二）辨证施治

1. 肝郁气滞　肝性喜条达，如郁怒伤肝，肝气不疏，则肝病及脾，脾失健运。症见两胁作痛，嗳气，矢气后舒。多有脘腹胀满，胸闷不适，便溏等症，以舌质如常，舌苔薄，脉弦为主，常以疏肝理气为法。方用：

（1）逍遥散加减（柴胡、白芍、白术、云苓、甘草、当归、生姜、薄荷）

①湿重者方中常以苍术换白术；②内热心烦，失眠者加山栀、丹皮；③腹胀甚加木香、川朴、枳实；④胁痛重者选加玄胡、郁金、丹参、片姜黄；⑤口苦，咽干可选夏枯草（或夏枯草花）、板蓝根、黄芩、苦参；⑥逍遥散中柴胡与白芍用量一般为 1：2。

（2）柴平汤：用于肝气郁结不畅，脾运化受阻，肝郁脾

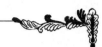

滞较为突出者，如症见胁肋闷痛，口黏而干不欲饮，脘腹胀满，大便溏稀，舌苔白腻，脉象弦滑，证情较实，多用柴平汤（柴胡、党参、黄芩、甘草、半夏、生姜、红枣、苍术、川朴、陈皮）。

①如果胁痛重者加青皮、白芍；②腹胀甚加枳实、莱菔子；③湿重者加云苓、猪苓、薏苡仁。

2. 肝郁化火　肝郁不畅，日久肝火内生，症见两胁发热而痛，烦躁，面红，目赤，口干渴，便干色淡黄，舌红苔黄，脉弦滑而数。常以疏肝清热之法，方用化肝煎（青陈皮、粉丹皮、黑山栀、白芍、贝母、泽泻）加味。

①口干苦甚重而不引饮者，选加黄芩、黄连、黄柏、龙胆草；②口渴者加天花粉；③尿黄加滑石、木通；④大便秘结加大黄。

3. 肝郁血瘀　肝气郁结日久，则气滞血凝，症见面色黧黑，两胁刺痛，衄血，腹部癥积，舌边尖有瘀点，脉弦涩，常用活血通络之法。方用膈下逐瘀汤（当归、川芎、五灵脂、甘草、红花、桃仁、乌药、丹皮、白芍、枳壳、制香附），如果瘀血较重者有时用复元活血汤。

4. 脾虚气滞　脾气不畅，运化失常。表现出嗳气，恶心，厌油，胃脘膨胀不适，纳少乏味等症。常用健脾理气之法，方用：

（1）枳实消痞汤（枳实、党参、白术、云苓、炙草、麦芽、半夏曲、川朴、干姜、黄连）或温胆汤合四君子汤（法夏、陈皮、云苓、甘草、竹茹、枳实、党参、白术）。

（2）厚朴生姜半夏甘草人参汤加味。

5. 脾滞湿阻

（1）脾气壅甚，湿滞内阻。症见口黏，呕恶，腹胀，肠

鸣，便溏一日数行，腿酸身倦，舌苔白腻，脉弦滑，证实脉实者多用化湿运脾法。方用平胃散（苍术、川朴、陈皮、甘草）加味，兼热者常用芩、连、山栀之类。

（2）痰湿阻络。症见胁肋闷胀，头重眩晕，肢重难行者，以疏肝理气化痰为法。方用香附旋覆花汤（旋覆花、制香附、法夏、苏子、苡仁、陈皮、云苓）。

①如气滞重加枳实、莱菔子、木香、砂仁等；②如湿重加苡仁、滑石等；③如无热证则加桂、姜，以化寒湿；④苍术与川朴用量一般苍术重于川朴，苍术常用量二至三钱，最大用量八钱。用量大小以湿热程度辨别。

（3）痰热交阻。症见长期低热，兼有口干苦不欲饮，胁痛，腹胀，大便溏，溲黄，舌苔黄而黏腻，脉弦滑，用清热化湿之法。方用①甘露消毒丹（蔻仁、藿香、茵陈、滑石、木通、菖蒲、黄芩、连翘、贝母、射干、薄荷）；②三仁汤（杏仁、蔻仁、薏苡仁、川朴、通草、半夏、滑石、竹叶）。

（4）湿热蒸腾。发黄者，除用茵陈蒿汤外，常用茯苓渗湿汤（茯苓、茵陈、青皮、陈皮、防己、栀子、黄芩、黄连、苍术、白术、猪苓）。

6.肝肾阴虚　肝脾久病，后天生化之源日衰，无助先天之本，致肾阴亏损，肝病日久，则形体消瘦，胁痛腹胀，腰酸腿软，男子遗精，女子月经不调，舌形瘦，苔净，脉细。用滋养肝肾之法。方用：

（1）滋水清肝饮（生地、山萸肉、淮山药、丹皮、泽泻、云苓、当归、白芍、柴胡、枣仁、栀子）。

（2）疏肝益肾汤（六味地黄汤加柴胡、白芍）。

（3）一贯煎加减（北沙参、麦冬、生地、当归、杞子、川楝子）。

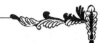

（4）双补汤（党参、山药、云苓、莲子、芡实、补骨脂、肉苁蓉、山萸肉、五味子、巴戟天、菟丝子、覆盆子）。

7. 其他 肝病患者，兼遇外感者，多见胃伤症，常用藿香正气散。肝病女患者有月经不调，经前服用调理月经药物。

黄老主张治病应每一证以一方为主酌情加减，特别是肝病临床见证错综复杂，故成方加减尤为重要，原则应以证定方。

三、病案举例

病例一

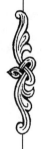

这是父亲 1962 年在某解放军医院会诊病例，我根据医院原始记录整理如下，并加以按语。

孙某，男，55 岁，干部。初诊日期：1962 年 10 月 18 日。

简要病史：3 月前因食欲不振 20 余天，发现尿黄，谷丙转氨酶升高 5 天收入院。入院诊断：急性传染性肝炎。入院一周后出现黄疸，曾用茵陈蒿汤、四苓平胃加减，服药后，黄疸略减退，迄今已 3 月，仍感腹胀，上腹不适，食欲不振，进食尚少，黄疸未退。近 2 周来下肢浮肿，腹胀加重。查体腹部移动性浊音（＋）。化验：黄疸指数 7 单位以上，总胆红素 6.7 mg/dl，直接胆红素 3.7 mg/dl，白蛋白 2.5 g/dl，球蛋白 3.06 g/dl，GPT675 单位，GOT230 单位，尿胆红素（＋），尿胆原少量，脑磷脂胆固醇絮状试验（脑絮）（＋＋＋），麝香草酚浊度试验（麝浊）19 单位，麝絮（＋＋＋）。血色素渐减，血小板偏低，凝血酶原时间延长。诊断

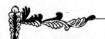

为早期肝硬化。经西医对症治疗无明显好转，请黄老会诊，记录如下：

一诊：1962 年 10 月 18 日。面色黧黑，目黄，腹胀大，尿赤而少，大便干结，口干不喜饮，多饮则腹中不适，食欲不振，怯寒无热，脉濡小，左大于右，舌苔净（已刷舌），以目前症状论，当属湿热内阻，湿重于热，宜通阳化湿。

苍术三钱，川朴三钱，橘红二钱，茯苓皮六钱，泽泻四钱，老蔻一钱半，制黑附子三钱，淡干姜二钱，大腹皮三钱，茵陈六钱，制大黄二钱，香橼皮三钱，泽兰叶四钱。4 剂。水煎服。

二诊：1962 年 10 月 23 日。服前药后腹胀减轻，纳谷较馨，尿量增多，大便日行 1 次，溏而不畅，脉濡小，舌苔薄，仍以前方续进。

苍术三钱，川朴三钱，橘红二钱，赤猪苓各五钱，泽泻四钱，煨草果仁二钱，制附块三钱，淡干姜三钱，大腹皮三钱，茵陈六钱，制大黄三钱，广木香二钱，泽兰叶四钱。2 剂。水煎服。

三诊：1962 年 10 月 26 日。腹胀减轻，纳馨眠好，口干苦黏，仍不思饮，小溲淡黄，量较增加，大便溏日行 2 次，脉软小，舌质正常，苔薄，仍以原方出入，并加用攻水法。

苍术三钱，川朴三钱，橘红二钱，赤猪苓各五钱，泽泻四钱，煨草果仁二钱，制附片三钱，淡干姜三钱，茵陈六钱，制大黄三钱，广木香二钱，泽兰叶三钱，麸枳实二钱，上肉桂五分（后下）。2 剂。水煎服。

四诊：1962 年 10 月 30 日。腹胀减轻，睡眠尚可，纳谷尚香，口稍干黏，饮水不多，大便日二行，稍溏，小溲量少，脉软小，苔薄滞微黄，仍以原方出入。

苍术三钱，川朴三钱，橘红二钱，赤猪苓各八钱，泽泻六钱，煨草果仁二钱，制附片三钱，淡干姜三钱，茵陈六钱，制大黄三钱，广木香二钱，泽兰叶四钱，麸枳实二钱，上肉桂五分（后下），炒车前子六钱。6剂。水煎服。

五诊：1962年11月8日。近3日纳谷较香，口黏干苦已除，腹胀更减，夜寐较舒，面目皮肤黄染亦减，脉软小，舌苔薄滞。化验：麝浊20单位，麝絮（＋＋＋），脑絮（＋），GPT244单位。仍以原方出入，并加用攻水法。

苍术四钱，川朴四钱，橘红二钱，赤猪苓各八钱，泽泻六钱，煨草果仁二钱，制附片三钱，干姜五钱，茵陈六钱，制大黄四钱，广木香二钱，泽兰叶四钱，麸枳实三钱，上肉桂五分（后下），炒车前子六钱。3~5剂。水煎服。

黑白丑头末各一钱，小茴香末四分，红糖水调服，早上空腹服。

糖参粉一钱五分，每日2次分服，开水送下，先服3剂。

六诊：1962年11月16日。服上药，黑白丑方只服2剂，黄疸减退，精神胃纳转佳，腹胀及下肢浮肿明显减轻，腹围减小，睡眠稍差，尿量一般在1500ml以上，尿色淡黄，大便日行1次，略成形而不畅，口干思饮，服黑白丑2次，不觉疲乏无力，脉较前有力，左弦右滑，舌苔薄滞，治拟健脾平肝化湿，除继用糖参粉外：

苍术四钱，川朴三钱，橘红二钱，赤猪苓各八钱，泽泻六钱，煨草果仁一钱五分，炒干姜五钱，茵陈六钱，制大黄四钱，木香二钱，炒枳实二钱，炒车前子六钱，白芍八钱，香附三钱。3~5剂。水煎服。

黑白丑头末各一钱五分，小茴香末六分，红糖水调，早

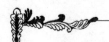

上空腹服（可隔 1~2 天服 1 次）。

七诊：1962 年 11 月 23 日。腹水黄疸明显减轻，下肢浮肿亦微，胃脘微胀，精神饮食良好，小溲量多黄减，大便日行 1 次，量少不畅，脉滑左大于右，舌质不红，苔薄微黄，仍以原方出入。

苍术四钱，川朴三钱，橘红二钱，赤猪苓各八钱，泽泻六钱，炒干姜二钱，茵陈六钱，制大黄二钱，寸冬二钱，炒枳实三钱，炒车前子六钱，白芍八钱，老蔻一钱五分，炒瓜蒌仁（打）六钱。3~6 剂。水煎服。

糖参粉，每日 2 次，每次一钱，白水或汤药送服。

八诊：1962 年 12 月 1 日。腹水浮肿均退，黄疸亦微，腹胀已除，精神纳谷均佳，口不干，大便日行 1 次，软便，小便利，量多，夜寐梦多。腹部叩诊移动性浊音（－），体重增加，腹围减小。脉沉滑，舌质嫩，苔薄，拟扶肝理脾。

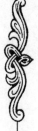

糖参三钱，厚朴三钱，苍白术各三钱，法夏三钱，茵陈六钱，炙甘草一钱，麸枳实二钱，炒干姜一钱五分，制大黄一钱五分，茯苓八钱，茯神八钱，杭白芍八钱，炒柏子仁六钱，橘红二钱。2 剂。水煎服。

九诊：1962 年 12 月 20 日。上方加减服 18 剂，一般情况日见好转，纳谷亦馨，唯饮食不慎时，间或微有腹胀，大便日行 1 次，尚不成形，尿多，凌晨两手微胀，睡眠欠安，脉小滑，沉取略弦，舌质正常，苔净，拟调理脾胃，并和气血。

糖参三钱，茯苓四钱，白术三钱，橘红一钱五分，法夏二钱，炙甘草一钱，炙远志一钱，炒枣仁四钱，当归二钱，龙眼肉三钱，柏子仁（炒打）五钱，紫丹参二钱，砂仁一钱，生黄芪三钱，杭白芍三钱。

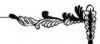

上方 10 倍量，加水煮熬 4 次，后浓缩，加冰糖 1 斤，作成膏剂，每日 2 次，每次约 1 汤匙，于 1 月左右服完。

十诊：1963 年 1 月 23 日。近日身痒，入夜腹胀，纳谷如前，大便溏稀，日行 2 次，口稍苦，巅顶热痛，眠仍不甜，脉弦滑，苔净质不红，证属肝旺脾虚气滞，再从平肝健脾理气法。

制川朴二钱，杭芍八钱，云苓五钱，制苍术三钱，制大黄三钱，麸枳实二钱，炒黄芩三钱，全当归二钱，黑山栀三钱，冬桑叶三钱，粉丹皮三钱，焦三仙各三钱。4~6 剂。水煎服。

另给予膏剂处方：

肥玉竹 50，炒枣仁 40，杭芍 60，云苓 30，当归 20，川牛膝 30，於术 30，龙眼肉 30，桑叶 30，陈皮 15，柏子仁 80，菊花 30，清夏 30，紫丹参 30，丹皮 30，炒甘草 10，砂仁 10，苦参 30，制远志 10，广木香 10，白蒺藜 30，生首乌 60，一料，将上药加水煎熬 4 次浓缩，再加冰糖 1 斤，收膏，每服 1 匙，开水冲服，日 2 次，约服 1 个月。（坤强注：这是从原始病历上抄录下来，未写计量单位，应该是钱。）

1962 年 1 月 31 日化验：脑絮（－），麝浊 10 单位，麝絮（＋＋），GPT 120 单位，白蛋白 3.49g/dl，球蛋白 2.4 g/dl，黄疸指数 7 以上，总胆红素 1mg/d，直接胆红素 0.5 mg/dl，尿三胆少量。

坤强谨按：本病例西医诊断为肝硬化，有腹水且有黄疸，属中医黄疸、鼓胀病范畴。治疗分三个阶段：①温阳化湿；②攻水；③调理脾胃和气血。

第一阶段：初诊时患者面色黧黑，目黄，怯寒无热，口干不喜饮，腹胀大，应属阴黄，但又有尿赤而少，便干等热

象，为寒热错杂之证。父亲在一诊病案中所写"证属湿热内阻，湿重于热"，据其所用治则及药物，我理解此处的"湿"应指寒湿，即以寒湿为主，湿重于热，用通阳化湿法，以茵陈术附汤温化寒湿，加川朴、蔻仁、橘红、苓皮、泽泻等化湿利水，用大黄协同茵陈清热利胆退黄，久病入络，再加泽兰活血利水。用药后腹胀减轻，尿量增加，黄疸减退，治疗约 20 天，湿热之象已明显好转，但仍有腹水。

第二阶段：腹水能胜任温药者预后多良，测其脉缓而小有神为可攻之脉，予攻水法，用攻补兼施，使水邪消退，正气不伤。攻水用禹功散，扶正用糖参粉。治疗后效果明显，腹水、浮肿、黄疸均消退。

第三阶段：黄疸、腹水已消，继之用调理脾胃和气血之归脾汤加减，并制成膏滋剂，以利于慢性病长期服用。

病例二

这是父亲 20 世纪 60 年代在西苑医院诊治的门诊病例，前后治疗两年，共四十一诊，现扼要整理如下：

李某，男，46 岁，军人，病历号 122946。初诊日期：1964 年 2 月 26 日。

病史：两胁痛，腹胀二年余。患者于 1961 年 11 月开始自觉疲乏无力，两胁闷痛，纳差，厌油腻，午后腹胀，时有反酸，在空军某医院检查，肝肿大，GPT 298 单位，诊断为病毒性肝炎。因病情反复，曾先后在空军总院、301 医院住院治疗共约四个月，住院期间病情好转，1962 年 9 月出院后，一直服用水解肝素、肝精、葡萄糖醛酸等保肝药，病情时轻时重，肝功能时好时差。

近 2 月因劳累两胁疼痛加重，腹胀肠鸣，矢气多，纳食

30

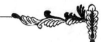

不香，口干思饮，口黏不苦，尿黄，大便时干时溏，日行 1
次，神烦，有时头痛，腰胀，夜寐不安。舌苔白滞腻，脉弦
细而滑。

既往有十二脂肠溃疡、胃黏膜脱垂、高血压病史，溃疡
病已愈。

近期化验：GPT 175 单位，TTT 9 单位，白蛋白 3.2 g/dl，
球蛋白 3.6 g/dl。

西医诊断：①慢性肝炎；②胃黏膜脱垂；③高血压病。

中医诊断：胁痛。

辨证分型：肝郁气滞，痰湿阻络。

治则：疏肝理气化痰。

处方：制香附三钱，旋覆花三钱，法半夏三钱，生苡仁
六钱，青陈皮各一钱五分，麸枳实一钱五分，炙草一钱五
分，白芍六钱，柴胡二钱，制川朴二钱，制苍术三钱，青木
香二钱。3~6 剂。

1964 年 3 月 11 日

上方加减服 12 剂，两胁作痛、腹胀、矢气诸症均有减
轻，头痛口干亦好转，唯胃纳不香，两胁疼痛隐隐未除，小
溲色黄，大便成形，日 1~2 次，脉弦滑，左大于右，沉部
有力，舌边红，苔白微腻。治拟宣化湿热。

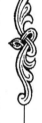

处方：制川朴三钱，制苍术三钱，青陈皮各一钱五分，
炙甘草一钱五分，清半夏三钱，猪茯苓各四钱，麸枳实一钱
五分，焦三仙各三钱，生苡仁八钱，广藿香三钱，制香附三
钱，黑山栀三钱。3~6 剂。

1964 年 3 月 25 日

以上方为主加减，服药 12 剂，患者明显感觉全身轻松，
精神较振，两胁疼痛、腹胀矢气、头痛均减，大便已成形，

自觉左胁痛甚于右胁，有时胃脘疼痛，尿黄，舌苔薄白腻，脉弦滑而软。再拟疏气活血。

鸡血藤三钱，白芍八钱，桃仁三钱，红花三钱，五灵脂三钱，制香附三钱，郁金三钱，制川朴二钱，清半夏三钱，淮牛膝三钱，柴胡一钱五分，制苍术三钱。3~6剂。

1964年4月8日

服上方加减12剂，两胁疼痛减轻但仍未止，近日胃脘疼痛尤甚，食纳不香，口干饮水不多，尿黄，舌苔薄白滞腻，脉弦小滑。再拟泄肝和胃。

清半夏三钱，陈皮一钱五分，茯苓五钱，炙甘草一钱五分，淡吴萸八分，炒雅连一钱，麸枳实一钱五分，金铃子肉三钱，老蔻一钱，白芍四钱，制香附三钱。6剂。

1964年4月27日

上方加减服16剂，食纳增加，胃痛腹胀明显减轻，两胁仍痛，舌苔薄白微腻，脉弦滑。复查GPTT50单位，TTT4单位，白蛋白3.68g/dl，球蛋白3.63g/dl。再拟疏肝理气化痰。

制香附三钱，旋覆花三钱，清半夏三钱，生苡仁八钱，青陈皮各一钱五分，茯苓皮四钱，郁金三钱，淡吴萸五分，川雅连五分，柴胡一钱五分，炙甘草二钱。10剂。

1964年9月7日

患者一直服上方加减治疗，目前一般情况均好，胃痛腹胀已除，食纳睡眠及二便正常，唯觉两胁隐痛，舌苔白腻，脉弦滑，再拟前法出入。

四制香附三钱，旋覆花三钱，生苡仁八钱，青陈皮各一钱五分，清半夏三钱，制川朴二钱，制苍术三钱，白芍六钱，麸枳实一钱五分，焦三仙各二钱，紫丹参三钱，鸡血藤

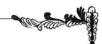

五钱。6剂。

1965年1月8日

服上方加减，胁痛已轻，但有时仍痛，口干口黏，时有腹胀，大便正常，脉弦软，苔薄白黏。化验GPT 45单位，TTT 6单位，白蛋白4.75g/d，球蛋白3g/dl。表邪渐清，拟从本治。

当归三钱，白芍六钱，熟地八钱，柴胡一钱五分，山萸肉三钱，淮山药三钱，茯苓三钱，泽泻三钱，炒枣仁三钱，黑山栀三钱，制川朴一钱五分，地骨皮五钱。

服上方后胁痛消除，以后常服滋肝膏与本方加减，交替使用，服用一年余，病情始终平稳，无明显胃痛、胁痛及腹胀等症状。多次化验肝功能正常。

坤强谨按：此病人患肝炎二年余，反复迁延不愈，以致成慢性肝炎。其治疗大致分两个阶段，1964年1月8日以前以疏肝理气化痰为主，其后以滋补肝肾扶正为主。

第一阶段：初诊时根据主症：胁痛腹胀，纳差便溏，口干口黏，舌苔白滞腻，脉弦滑，辨证为肝郁气滞，痰湿阻络，治拟疏肝理气化痰法，用香附旋覆花汤、加味平胃汤合四逆散加减。在整个第一阶段基本以此法为主，治疗后病人自觉症状从减轻到消除，唯有胁痛减而不除。其中有几次变方，一是1964年3月25日，改为疏气活血法，以活血为主，主要是针对胁痛较甚，根据叶天士"初病在经，久病入络"的思想，采用活血通络法，用药后胁痛有所改善；二是1964年4月8日，因胃脘疼痛较重，患者宿有溃疡病史，改用泄肝和胃法，二陈汤合左金丸加味；三是1964年9月7日方中加用丹参，也是针对胁痛而用。记得父亲曾提及，治疗肝病胁痛，可在辨证的基础上加丹参，效果较好，特此录出，

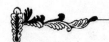

以供参考。

第二阶段：患者症状基本消除，化验指标已正常，但因本病反复日久，仍需继续治疗，巩固疗效。此时标邪渐清，拟从本治，采用滋水清肝饮加减，此方出自《医宗己任编》，主治阴虚肝郁所致的胁肋胀痛等症。父亲用此方加减治疗慢性肝炎正气已虚，邪实不盛之证，属阴虚兼有湿热的更为合适，为服用方便，当时医院药厂将其制成膏剂，称"滋肝膏"，经临床观察，疗效颇佳。

肾　炎

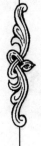

本文是父亲写的肾炎证治概要及治疗尿毒症的体会，文章虽短，但有临床参考价值，文后的病历是我根据原始病历整理的。

一、从上（表）治

临床主要症状：浮肿，寒热，头痛身疼，或无热恶风头痛，身半以上水势较重，脉浮，苔滑。

（1）见寒象，脉浮紧，苔白滑，用辛温发表剂，消风败毒散（人参败毒散加荆防）。

（2）见热象，脉浮数，苔黄滑，用辛凉发表剂，越婢汤。

（3）见风湿俱重，关节烦疼，身重汗出恶风，用祛风逐水剂，防己黄芪汤。

（4）浮肿在表，按之没指，不恶风寒，脉浮，从肺治，

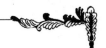

防己茯苓汤。

（5）浮肿小便不利，口干呕逆，头眩脉浮，用五苓散。

（6）兼虚寒，脉沉小弱，苔淡薄，用温肾发表剂，麻附细辛汤。

二、从中（里）治

临床主要症状：一身浮肿，小便不利，腹胀气逆。

（1）见脉虚大，苔滑等，从脾肺治，用五皮饮。

（2）见湿重，胃满不思食，脉濡苔腻，从健脾利湿治，用大橘皮汤。

三、从下治

临床主要症状：浮肿，尿不甚黄而少，便溏泄或完谷不化，气短，食少，面色苍黄淡白，倦怠无力，身重，脉缓弱沉小，苔淡白。

（1）兼腹满，气喘痰盛，脉沉细小，苔淡薄，用补肾法，济生肾气汤。

（2）兼腹胀，不思食，便泄不渴，皮色白亮，脉沉迟，苔薄滞，用脾肾两顾法，实脾饮。

（3）见四肢重，疼痛尤甚，兼虚寒明显，脉沉弱，苔淡白，用温肾利水法，真武汤。

四、调理方

水肿退后用脾肾双补法调理，如：四君子汤、六君子汤、十全大补汤、六味地黄丸、金匮肾气丸。

五、偶用方

（1）攻水：水肿势盛，腹胀如鼓，呼吸逼迫，苦闷欲死，两便闭结，暂用禹功丸（牵牛子、小茴香、姜汁），甚则子龙丸（白蔻仁、川厚朴、制甘遂、红茅大戟、白芥子）。

（2）养阴：水肿有兼阴虚者，用麦冬汤（麦冬、粳米），此外如元参、生地、石斛、花粉、沙参等均可酌加。

（3）肾绝：独参汤或参芪汤救急。

此病水肿退后，应用脾肾双补法，六味地黄加党参、白术、黄芪之类。如无多症状，糯米黄芪煮粥，黄芪一两，糯米适量，长期服用。如失治逐渐病情恶化，可以转为目视不明，头昏呕恶，甚至抽风，下为二便不通，上为呕吐，成为关格之症，即西医所说尿毒症。用中药治疗，除辨证施治外，当注意通腹解毒。解毒用犀、羚、丹、地之类，通腹用生大黄、代赭石，顽固的呕吐必用大黄。血压高，可用玉女煎。阴虚者还需养阴，用滋液救焚汤〔生地黄、麦门冬、人参、炙甘草、阿胶、胡麻仁、柏子仁、五味子、紫石英、寒水石、滑石、生犀汁（现用代用品）、生姜汁〕加减。此症急性者虽甚险恶，但药力可治，见效甚显。愈后用丸剂调养，一二年得根治，慢性者视肾功如何，肾功尚可，亦能见效。

六、病案举例

病例一

这是1961年父亲到某部队医院会诊病例，我根据医院原始病历整理而成，并加按语。

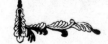

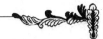

患者汤某，男，31岁，后勤学院干部。初诊日期：1961年8月17日。

简要病史：患者缘于1个月前手部外伤后出现全身不适，畏寒，并轻度发烧头痛，10天后出现面部手足肿胀，于1961年7月31日收入某部队医院住院治疗。入院时症状为面部、手足肿胀，腹胀恶心，尿少，呈浓茶样，伴胸闷气短，食欲差。化验尿常规：蛋白（＋＋），脓球（－），红细胞10~15，白细胞1~3个，颗粒管型0~2个，透明管型0~2个，尿素氮9~17 mg/dl。入院诊断：急性肾小球肾炎。入院后予消炎利尿等治疗，1961年8月6日开始病情加重，发烧，尿少，非蛋白氮73.2 mg/dl，经西医对症处理，病情无明显好转。

今天出现呼吸困难，鼻腔出血不止，烦躁不安，头痛，渐意识不清，血压165~220/100~110 mmHg，心率100次/分，体温39.1 ℃，尿量930ml/d，化验非蛋白氮105.6mg/dl，二氧化碳结合力46.7容积%，肌酐4.66 mg/L，尿素氮51 mg/dl。请西医会诊，诊断：急性肾小球肾炎，伴发高血压脑病，尿毒症，早期左心衰，继发感染，以肺部可能性大。西药治疗：冬眠灵，高张糖，纠正电解质紊乱，利尿抗感染。并急请中医研究院黄坚白主任会诊。黄老根据患者鼻衄，发热，神昏躁动，尿黄，认为属于内热炽盛，已入营血，治拟清热凉血，醒神扶正，指出病情危重，拟方如下：

真犀角（现用代用品）八分（调服），生地八钱，白芍五钱，丹皮三钱，西洋参三钱（另煎），桑白皮五钱，白茅根一两，川贝三钱，连翘心三钱，元参五钱，天竺黄三钱，九节菖蒲一钱四分。1剂。

水煎服，每4小时服1/3剂。

另安宫牛黄丸3丸，4小时1次，每次1丸。

1961 年 8 月 18 日。服中药后体温降至正常，呼吸平稳，唤之有反应，但不易唤醒，时有少许出汗及呻吟。电话与黄老联系，嘱中药原方再服 1 剂，安宫牛黄丸再服 3 丸，每 6 小时 1 丸，另嘱用葱白四两炒热外敷脐部，日 2 次，每次半小时。

二诊：1961 年 8 月 19 日。

病情有好转，意识较前清楚，仍有发热，大便 3 日未通，并烦躁，导尿约 100ml，诊脉弦滑沉有力，右大于左，舌质红，苔焦黄，继用前法。

犀角（现用代用品）五钱（先煎），生地八钱，白芍五钱，丹皮三钱，酒军三钱，麸枳实二钱，桑白皮五钱，川贝三钱，连翘心三钱，元参五钱，九节菖蒲一钱四分，西洋参三钱（另煎冲服）。2 剂。

水煎服，每 8 小时服 1/3 剂。

安宫牛黄丸 3 丸，8 小时 1 次，每次 1 丸。

葱白四两，生香附米一两，捣，炒热布包熨脐部，每日 2 次，每次 2 小时。

三诊：1961 年 8 月 20 日。

病情又加重，意识不清，呻吟，烦躁不安，两目凝视，全身出冷汗，四肢不温，体温不升，急会诊。证属内闭外脱，治拟固脱平肝，息风豁痰。

羚羊角片一钱，钩藤三钱，菖蒲二钱，法夏三钱，川贝三钱，天竺黄三钱，高丽参三钱，生大黄三钱，生地六钱，元参六钱，制附子三钱，全蝎一钱，龙牡各二钱。1 剂。

2 次水煎，4 次分服，4 小时 1 次。

1961 年 8 月 21 日。病情仍危重，下肢浮肿，有心包摩擦音。电话改方，羚羊角片改五分，生大黄四钱，附子四

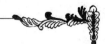

钱，加郁金三钱。1剂。

四诊：1961年8月22日。

病情有好转，无明显烦躁，意识尚存，呼之有反应，大便仍不通，导尿1040ml，体温37.1℃。仍用前法化裁。

羚羊角片六分，菖蒲三钱，法夏三钱，川贝三钱，竺黄三钱，郁金三钱，生大黄四钱，制附子三钱，干姜一钱，元参六钱，僵蚕四钱，高丽参三钱，琥珀六分。1剂。

煎2次，4次分服，4小时1次。

安宫牛黄丸每次1丸，8小时1次。

另制附子二两研末，醋调敷两足心。

1961年8月23日。意识尚清，有反应，不能对答，精神极度衰弱，出汗较前减少，喉中有轻度痰鸣，可自行吞咽，呼吸尚平稳，躯干肢体少许抽搐，面部、双下肢浮肿，腹部膨隆。电话联系改方，原方加瓜蒌仁一两炒后捣，去干姜，1剂。另葱白四钱，莱菔子二两，香附米一两，捣碎炒热敷脐。

五诊：1961年8月24日。

呼吸、血压、心率、神志均有好转，不发热，有简单对答，中午大便少许，褐色稀便，夹有干便，昨天导尿1920 ml。今日化验结果：非蛋白氮122.4 mg/dl，二氧化碳结合力46.6容积%，尿素氮62.2 mg/d，肌酐3.5 mg/L，电解质正常。前法出入。

菖蒲三钱，竹叶心三钱（杵），元参六钱，法夏三钱，竺黄三钱，川贝三钱，瓜蒌一两（炒杵），郁金三钱，僵蚕五钱，麸枳实二钱，金银花一两，制附片二钱，生大黄二钱。2剂。水煎服。

停安宫牛黄丸。

1961 年 8 月 26 日。各方面病情明显好转，神志已清，血压正常，尿量 3420 ml，大便褐色稀便，病情已平稳，由本院中医大夫继续处方治疗。

六诊：1961 年 9 月 12 日。

一般情况稳定，精神较兴奋，近记忆力差，尿行不利，必须导尿，易饥，喜食甘味，口干欲饮，无自汗、盗汗，大便干结，最近三四日未行，灌肠始能排出，量尚多，脉滑数，寸口较弱，苔薄腻而干。化验：非蛋白氮 45 mg/d，尿素氮 12.9 mg/dl，肌酐 1.5 mg/L，尿常规，蛋白（＋＋~＋＋），较多红细胞，少量白细胞。

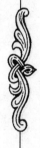

正虚膀胱之气不化，拟扶正利尿。

生地一两，山萸三钱，丹皮三钱，山药六钱，猪苓五钱，银柴胡三钱，藕节炭三钱，生草梢二钱，车前草八钱，血余炭四钱，生黄芪五钱，升麻二钱，炒知柏各三钱，上肉桂三分。3 剂。水煎服。

七诊：1961 年 9 月 16 日。

前证好转，仍有低热。继用上方加减。

熟地六钱，山萸三钱，淮山药三钱，丹皮三钱，生苡米六钱，车前草八钱，阿胶三钱（溶入），猪苓四钱，知母三钱，川柏三钱，枸杞子五钱，砂仁末一钱半，白茅根一两。5 剂。水煎服。

八诊：1961 年 9 月 20 日。

食欲好转，体温正常，小便可自行解出，双下肢肿已消，用原方加黄芪，服一月余，病情渐好转并稳定，同年 12 月化验肾功全部正常，除尿中仍有少量红白血球外，余正常，出院。

坤强谨按：本病例属危急重症，通过治疗，可谓起死回生。治疗过程可分为三个阶段：1961 年 8 月 17 日至 8 月 19 日为第一阶段，属邪热炽盛期。病人以高热衄血，烦躁不安，神志不清，头痛，尿少，呼吸困难为主症，属热入营血，邪陷心包，急用犀角地黄汤清营凉血，安宫牛黄丸开窍醒神，发热已十余日，热伤气阴，故用西洋参扶正，用药两天病情即有所转机，一度热退，神志渐清。

1961 年 8 月 20 日至 8 月 24 日为第二阶段，属内闭外脱。经上法治疗 3 天，初期病情有转机，但继之病情急转直下，出现危候。邪热内闭而二便不通；由于内热炽盛，热盛风动，出现两目凝视，烦躁不安；痰蒙清窍，则神昏；热盛伤阴，阴损及阳，阳气骤竭，故现全身冷汗，四肢不温，体温不升之阳气虚脱之证。证情危笃，虚实寒热错杂，急用参附龙牡回阳救逆，羚羊钩藤汤加减平肝息风豁痰，用增液承气汤之意，泻下存阴，病证虽复杂，但用药有序，故效如桴鼓。

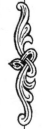

最后阶段用六味地黄加味以收功。

特别值得提出的是，在治疗过程中，巧妙地运用中药外治法，先后用葱白、生香附米、莱菔子外敷脐部及附子敷足心，起到辅助治疗作用。

病例二

这是父亲文革期间在山西稷山所诊病例，据其记录整理，虽然只有二诊，记录简单，但对水肿的治疗很有启发，故录于下。

李某，女，30 岁，稷山县下迪公社，下迪大队，六生产队。初诊日期：1970 年 7 月 30 日。

一身浮肿，腹膨满，便泄纳差，烧心，右上腹疼痛。脉濡小，苔薄。有慢性肾炎，尿蛋白（＋＋＋），脓球（＋

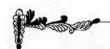

+）。

处方：紫苏三钱，防风三钱，陈皮二钱，广木香一钱五分，滑石八钱，猪苓六钱，赤小豆一两，桑白皮三钱。3剂。水煎服。

二诊：1970年8月4日。

上方服2剂，水泻量甚多，腹水及脊背水肿全消，腿尚浮肿，尿未利，要求改方。

处方：白术三钱，党参三钱，茯苓六钱，广木香一钱五分，木瓜二钱，大腹皮三钱，草果一钱五分，滑石六钱，桑白皮三钱，黄芩三钱。3剂。水煎服。

坤强谨按：《金匮要略》有"诸有水者，腰以下肿，当利小便；腰以上肿，当发汗乃愈。"此患者一身皆肿，故遵仲景之旨，发汗利小便，药后水泻甚多，而使水肿速消。方中并无泻下药，其中道理应当揣摩。我想可能是发汗解表药宣发肺气，肺与大肠相表里，肺的宣降功能正常，多余的水分从肠道而下，即所谓"提壶揭盖"之理。

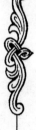

痢　疾

本文为父亲所写讲稿，小标题是我所加。由于现代医学的发展，抗生素的应用，已能有效治疗急性菌痢，但中医治疗痢疾的理论和经验不仅限于此，文中之医理贴切，对临床仍有指导意义。

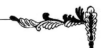

一、痢疾初起解表为要

治痢亦如治时感证，当先辨内外因，外因属风寒暑湿之类，此多数因相杂，如风寒夹湿，暑湿夹感等；而内因为食滞冷积之属。内外两因，又多相互为患，当视其轻重缓急而处理。因痢非单属内因或外因所致，故伤寒书载此，杂病书亦载此。

病因之辨在症与色脉，治疗当先别其有无表证，有表则先解表，表解乃可攻里。痢疾初起有表证者，往往尚未见便下赤白，但便次增多，腹痛有里急后重感。此时应以全力急解其表，表解则其势孤单易治，著名方剂有活人败毒散，其方效果良佳，服后其热减退，痢次亦大为减少，乃进一步视其病情或但治其里，或兼顾表里。然败毒散只适用于风寒夹湿之表证，若兼有热者，则可加黄芩以佐之。若内热重而兼有表证者，则宜葛根芩连汤加减。若表轻而内滞重者，则可用《心悟》治痢散等方。若湿甚于里而兼表证者，则取藿香正气散加减，亦为常用之方。若表证内热并重，只宜辛凉宣解，不可温散太过，尤以暑温属之痢证，更不能重劫其汗，可取三味香薷饮加银花、连翘、荆芥、鲜藿香之类，视表证轻重而增入，内热重者厚朴亦须斟酌。

盖痢疾最忌发热，《内经》所谓肠癖便血身热则死，寒则生，此为确实可贵之经验。痢疾身热不退，后果可虑，若单纯下痢赤白，则预后多良。故痢疾以解表为第一要义，其有痢疾初起，表证甚而贸然重用苦寒反致成缠绵不救，当引以为戒。

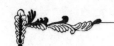

二、中期属里，针对病邪用药

痢疾表未解当属初期，其表已解纯属里证者则属中期，此时以病因言，当分寒湿、湿热、气分、血分、食积等。以常见之主症言，则为腹痛腹胀，里急后重，不思食，口干苦，便下脓血等，各视其主症之轻重而治之。其治法之要者，为或化寒湿，或清湿热，或消滞，或行气，或活血。古人成方甚多，如寒热夹杂气血互滞者，有芍药汤、导气汤等；如寒湿中阻者，有香砂平胃散、太无神术散等；如湿热内阻者，有白头翁汤、加减芩芍汤等；湿热食积互滞者，有木香槟榔丸、枳实导滞丸等；甚则以小承气汤下之，此均为邪盛而体不虚之方。

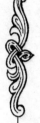

又方书中有号称倪涵初治痢三方者，清代方书转载甚多，谓可治一切痢，颇为风行。且有异其名而实同其方者，如《顾氏医镜》之王太史治痢奇方。三方虽不能治一切痢疾，然在中期以此加减，实较稳妥有效。痢疾中期所用诸药，析而言之，若见口苦舌干，口鼻气热，而便灼热，脉滑苔黄，湿热内盛之候者，则取芩、连、苦参之类以清之；若见口黏腹胀，身重体疲，不思饮食，脉濡苔白腻等寒湿内盛之候者，则以苍、朴、蔻仁之类以化之；若见胸痞脘满腹胀，腹痛里急，脉涩苔滞等湿阻气机甚之候者，则以青皮、陈皮、木香之类以行之；若见气滞不著而窘迫甚者，则宣肺用升麻、桔梗、杏仁、贝母之类以开之，经方四逆散加薤白即治此证也；若见呕恶、恶食、口臭、噫气、腹痛、便行不畅，脉滑苔厚等食积内阻证者，则以莱菔子、山楂、神曲、枳实、槟榔以消之，甚则以大黄攻之；若痢见赤多，舌红舌黯，则视血之多寡合当归、芍药、桃仁、红花、地榆之类以

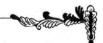

和之；若痢色纯白，则当以行气为主，不须血分药也。

痢疾中期病在脾胃，攻邪顾正，可用甘药以佐之，且甘药可缓窘迫，故治痢方中均可酌入甘草以和之，甚则亦可酌入蜂蜜以辅之。古方梅蜜饮为治痢之方，唯嘱湿甚者则忌蜜。治痢不同于泄泻，泄泻之因，由水谷不分，利尿为治泻之一法，痢则因湿热胶滞，虑其伤津，故多不用分利。然湿热甚而尿沥赤热者，亦可入滑石以祛湿，丹溪治痢诸方，用此者甚多，以其能化湿清热也。古人谓痢疾忌补、忌温、忌涩，均指常人初期、中期之治，用之则使痢变逆证，故不可不慎，若至末期，则不在此例矣。

三、后期转虚，注意虚中夹实

痢疾失治则转入末期，其预后较差，治之较难，往往变证百出，治法亦较纷繁，约而言之，因痢而耗津液伤气血，由脾胃实而转成脾胃虚证，则不外虚则补之，陷则升之，滑脱则固涩之。其成方补气如异功散、六君子汤、加味参苓白术散等；补阳如参茸汤、四逆汤、通脉四逆汤等；气阴两补者，如附子理中汤、真武汤、双补汤等；补血如阿胶四物汤、四物地榆汤等；补阴如参梅汤、猪脏汤等；气血两虚者如八珍汤、归脾汤、加减理阴煎等；升陷如补中益气、加减补中益气汤等；固涩者如桃花汤、秘传斗门散、断下丸、真人养脏汤等。析而言之，无非补气用参、术、扁豆之类，补血以归、胶、地、芍之属，温阳取桂、附、肉蔻辈，滋阴宜石斛、山药、莲子等，固涩佐诃、榴、龙、牡、石脂诸品。然虚属由实渐转为虚，其始皆虚实夹杂，其中虚多邪微，邪盛虚少，则大有斟酌，所谓从多从少，观其事也。考古人成方，两顾者颇多，如加减黄连阿胶汤、驻车丸、断下渗湿

汤、诃黎勒丸方，枚不胜举。其难以固定者，由于病邪不同，所虚有异致也，辨其何邪何虚则得之矣。所谓虚证，仍以形体脉舌之辨为主，其各别症状，如觉里急甚，不及如厕而污衣，至厕反不得便者为虚，视症以补气补血为主；如厕后重甚，解少许而坠重益甚者为虚，宜升补；如厕不得大便者为虚坐努责，属阴虚，当用归、地、苁蓉、阿胶之类以养阴；滑脱不禁，肛门不收者，属虚，当固涩；至若痢下纯血、腹痛等，如有虚实之辨，察其虚实何在，病期与整体参看。

其久痢而杂下五色或如猪肝或如鱼脑均为危重之候，属虚。休息痢者因涩之过早，或饮食不慎所致，止而反复发作，攻补不一，当因证以治。噤口痢古称逆证，然其因非一，如感邪甚重者，古方仓廪散有效，其因热毒重者，仍宜芩、连、银花之属以清之，因虚寒者则以姜、桂之类以温之，其治如常法以辨。沈金鳌谓石菖蒲治此有奇效，诸剂中可酌用之。丹溪有参连汤者，宜于胃虚有热。久痢大虚之证不得用苦寒，其阴虚甚者，救危重当以养胃为主。

四、病案举例

病例一

焦姓妇人不治案病证治法研讨

1938 年重庆中医救护医院为该病案开会研讨，先父发表对此病案诊治的个人意见，颇为中肯，原文引用如下。

小引

是案为中医救护医院医疗研究会刊行，盖欲追究此病之名与治也。原案首尾齐全，但无附论，所列诸方，均为名家

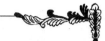

手笔，自是各尽其妙。余以类似是病之证，曾数数值之，拙见则有异于是，殆以师承不同之故欤？敢据管见，略陈议治，以供研究，然非评案也。尚希诸大医师暨海内名家，不吝教正，坚白无任企盼焉。

原方照录

初诊：1938 年 10 月 1 日，张简斋先生方。

湿温初起，风湿在表，形寒蒸热，头痛身楚，大便痛泄，脉沉弦而小，拟苦辛通化，表解则里自和。方用：

羌活八分，独活一钱二分，川芎一钱，橘皮一钱五分，生草五分，柴胡一钱，苦桔梗一钱二分，酒炒子芩一钱二分（后下），防风一钱五分，炒枳壳一钱五分，赤茯苓二钱，赤芍二钱（炒），淡生姜各四分（均后下），荷蒂二个。

二诊：10 月 2 日，张简斋先生方。

寒湿凝痹，卫阳不通，脘闷心悸，肢节酸楚，脉濡小，舌苔薄淡，拟温和化气治之。方用：

羌活八分，法夏三钱，橘皮一钱六分，桑寄生四钱，炒防风一钱三分，赤苓神各二钱，苏梗一钱八分，茅术一钱五分米炒，桂枝木一钱，熟米仁四钱，炒建泻一钱八分，上上野於术二钱（土炒），连皮淡姜五分。

三诊：10 月 4 日，胡书城先生方。

腹胀下利不畅，便中带红，脉细，以清肠和中法。

木香三钱，通草一钱，苦参三钱，川朴二钱，白芍三钱，当归三钱，黄连一钱，山楂二钱，马齿苋三钱。

四诊：10 月 5 日，胡书城先生方。

通草一钱，陈皮二钱，滑石三钱，车前子三钱，白芍三钱，瓜蒌三钱，云苓片三钱，大贝三钱，蒺藜三钱，晚蚕砂二钱，黄柏一钱。

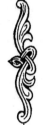

五诊：10月6日，胡书城先生方。

当归三钱，白芍三钱，酒军一钱，子芩一钱，炙草三钱，木香一钱，川连一钱，陈皮三钱，肉桂三分。

六诊：10月7日，胡光慈先生方。

湿热客肺胃已近一周，微热，脉象滑数，头闷身重，肢酸脘阻，纳呆欲呕，腹胀未便，小溲短少，苔黄而腻，治宜用辛苦开化，淡渗湿热法。

鲜佩兰二钱，光杏仁三钱，川厚朴八分，广藿香一钱五分，白蔻仁七分，法半夏三钱，滑石五钱（布包），生米仁五钱，白通梗八分，淡竹叶一钱五分，西秦艽二钱五分，车前草三钱。

七诊：10月8日，胡书城先生方。

银柴胡八分，当归三钱，连翘三钱，赤豆衣三钱，通草一钱，侧柏炭三钱，白芍三钱，补中益气丸五钱同煎。

八诊：10月9日，胡光慈先生方。

湿温证延十余日，经前医服解表及通泻剂，症不能减，刻下潮热蒸汗，脘闷不纳，吐多白涎，肢体疲软，腹部胀滞，便属稀粪清水类，见血色，小溲短少，脉象滑微弦，苔厚腻色黄，仍拟三仁汤先开其肺胃。

白蔻仁一钱，川厚朴一钱，淡竹叶三钱，生米仁五钱，法半夏三钱，白通片七分，光杏仁三钱，飞滑石五钱，鲜佩兰一钱五分，黄郁金一钱，西秦艽二钱，淡子芩一钱五分。

九诊：10月11日，胡光慈先生方。

服昨方开化肺胃之剂，症势渐减，湿热移下焦，小溲渐畅，大便亦较干，仍觉泛恶，脉象沉滞，苔厚腻淡黄，再拟和中开胃清化下焦法。

法半夏三钱，川厚朴一钱，赤猪苓共四钱，广陈皮一钱五分，雍白头二钱，大腹皮二钱，云茯苓四钱，建泽泻三钱，小川连三分拌苏叶八分，淡子芩一钱五分，黄郁金一钱。

十诊：10月12日，胡光慈先生方。

服昨方，胸脘更见开畅，湿热渐次下移，是以腹部仍觉胀，然二便大见通调矣，宜守昨方胃苓汤法增减。

法半夏三钱，苍白术共一钱五分，大腹皮三钱，毛化橘红一钱五分，川厚朴一钱，姜竹茹一钱五分，焦茯苓四钱，黄郁金一钱五分，建泽泻三钱，银花炭三钱，炒香附一钱，木猪苓三钱。

十一诊：10月13日，胡光慈先生方。

仍宗前法。

法夏三钱，川朴一钱，炒谷芽三钱，毛化橘红一钱五分，大腹皮三钱，扁豆皮二钱，焦茯苓四钱，清炙草八分，建泽泻三钱，煨葛根八分，五加皮二钱，白蔻仁五分。

十二诊：10月14日，胡光慈先生方。

服昨方便见稀粪清水较少，而湿邪又上行入胃，泛呕酸水痰沫，小便较短少，脉象沉滑，苔厚腻淡黄，再拟开化胃饮，分利小便法。

法半夏三钱，生白术一钱，建泽泻四钱，毛化橘红一钱五分，川朴一钱五分，官桂皮五分，云苓四钱，赤猪苓共四钱，雍白头二钱，小川连二分拌苏叶六分（另泡服）。

十三诊：10月14日，邹云翔先生方。

头疼浑身麻痹，风湿入络之证，诊右浮而数，脉搏每分钟112次，血虚正气已伤，而肺气尚未清肃，腹疼大小便不畅，皆其候也。阳为湿遏，胸满作吐，下虚上实，证成结胸，兹开展肺气，通畅州都，养血祛风通络，标本兼顾庶为得之。

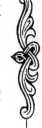

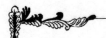

雍白头三钱，橘红络各二钱五分，炒枳壳二钱五分，法夏三钱，丝瓜络三钱（炒），瓜蒌仁三钱五分（炒），姜竹茹二钱，桑寄生四钱，甜苦杏各二钱，左秦艽二钱，苦桔梗七分，连皮苓三钱。

外敷阳和膏一大张，广木香一分研细末掺膏药上贴脐部。

十四诊：10月15日，张简斋先生方。

初病状类湿温，热未外达，转而便泻，脘闷身楚，心悸肢麻，小瘦不利，甚似癃闭，因之中脘更作烦闷，迭服苦辛通降之品，服后皆觉尚效，而过时复作，近两日，时干呕不能出，大便仍见溏泻亦不畅，周身皆麻，上及头面，口干涩而苦，亦不欲饮，舌苔淡黄，色滞黯不鲜亮，脉弦细小带数，中候以下渐漏，是系肝有郁结，气不转枢，时令客邪中脘，湿浊阻遏不化，久之阳气被伤，拟先通阳继以兼通降主治。方用：

炒柴胡一钱五分，熟广木香一钱二分，淡姜六分，炒枳壳一钱八分，甘草六分，法夏四钱，炒杭芍二钱四分，赤苓神各二钱四分。煎透分两份，一份同清水桂四分，用滚药冲泡，不煎去滓冷用；另一份同炒川连三分，用武火煎四十五滚熟用。

另方：炒透香豉一钱八分，雍白头一钱五分，煎水先服。

十五诊：10月15日，邹云翔先生方。

昨拟开胸痹祛风通络之剂，胸痹较畅，今诊左寸关鼓指，肝胆大逆，口苦舌涩，胃纳不振，不时欲吐，脾虚下泄皆其候也。仲景肝病必先实脾，今再抑肝扶脾和胃镇逆，急者先治之。淡吴萸一钱二分，川雅连五分（同炒），煨葛木

三钱五分，法夏三钱，炮姜炭八分，广陈皮三钱，生香附二钱五分，炒六曲三钱，麸枳壳二钱五分，荆芥炭一钱二分，丝瓜络三钱（炒），炒冬瓜子二两（另包两包，煎汤代水）。

十六诊：10 月 15 日，邹云翔先生方

顷投逆流挽舟并宗仲景肝病实脾之例，但下泄未止，两次是稀水，另一次是骛溏，唯体温既不高，而脉搏今诊每分钟 118 次，心脏衰弱，温度与脉搏不应，此证之所以多变化也，而久泻欲吐，未能形成假性霍乱现象，一面尚须注射生理盐水及葡萄糖增进水分及营养，方不致厥脱也，拟方：

厚附片五钱，姜半夏三钱，丁香一钱二分，炮姜炭一钱二分，姜竹茹二钱，炒谷芽四钱，土炒白术四钱，陈广皮三钱，赤猪苓各三钱，炙草一钱，煨葛根四钱，大枣五枚。

十七诊：10 月 16 日，张简斋先生方

拟疏肝调脾，转枢机化湿浊。方用：

炒防风一钱五分，炒柴胡一钱二分，炒枳壳一钱五分，熟广木香一钱，法夏三钱，茅术炭一钱五分（米泔炒），橘皮一钱五分连皮，紫苏梗一钱六分（炙），子芩炭一钱二分，赤茯苓、茯神各四钱，甘草五分（拌炒），杭白术二钱，桂枝木一钱炙，炒建泻一钱八分，黑姜炭六分，淡吴萸六分炒小川连炭二分，荷叶蒂二个。

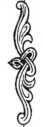

十八诊：10 月 17 日，邹云翔先生方

脾主升而胃主降，肝旺则脾阳不振，失升化之功能，虚陷下泄，昨日下酱水十余行，且肝为刚脏，易于升发，此吐之所由来也，而胸痞身酸未解，风湿未祛，一波未平一波又起，肝胃失和，又从而为患，风温之病属标，肝胃之病属本，例当急则治标，但右关细弱，脾阳困败，不得不顾其本，若从散风宣湿，尚是舍本逐末，非计之得也，唯脉搏今

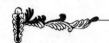

诊每分钟110次，动脉至速，亦是虚证多变之象，再拟标本
兼顾。

旋覆花四钱（绢包），丁香一钱二分，炒谷芽三钱五
分，厚附片四钱，姜夏三钱，煅赭石四钱，白术炭四钱，煨
葛根三钱五分，陈广皮三钱，柿蒂三枚，丹皮炭三钱五分，
炮姜炭八分，姜竹茹二钱，晚蚕砂四钱（包），丝瓜络三钱
（炒）。另：上肉桂六分，镑沉香二分，研极细末饭丸，广木
香六分煎汤先下。

十九诊：10月18日，张简斋先生方

平素肝有抑郁，始病湿温，气不转枢，邪不外达，转而
下注为泻，脉来濡小，病见阴邪，绵久未愈，近则周身麻
痹，脘次懊闷，大便溏解夹冻，继又有血，下后尚快，刻值
经事当期，已行未畅，脉形弦滑微数，是系气郁血滞已非朝
夕，与普通温病下血者不同，拟调畅舒化，通和血络，标本
兼顾。

炒柴胡一钱，当归二钱，四炙香附一钱六分，黑山栀一
钱六分，橘络一钱六分，生草四分，川芎八分，炒赤芍二
钱，炒枳壳一钱六分，香泽兰二钱，淡姜四分拌炒小川连一
分，苏梗一钱二分，桔梗一钱，法半夏三钱，赤苓神各二
钱，藕节三个。

二十诊：10月19日，张简斋先生方

炒柴胡一钱二分，桑枝三钱，桑寄生三钱，桂枝木一钱
炙，橘皮一钱五分，炒枳壳一钱八分，白蒺藜二钱五分，赤
苓神各二钱，吴萸五分拌炒小川连二分，水炙草五分拌炒杭
白术二钱，苏梗一钱八分，法半夏三钱，淡姜五分，宣木瓜
一钱八分（炒）。

二十一诊：10月20日，张简斋先生方

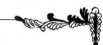

今日便痢次数见多而增加呕哕，哕甚有汗，且多自觉口干发紧，小溲仍欲解不出，脉形弦滑，中候以下渐次见濡，舌苔根见淡白，是病久中虚，肝木横乘，防其昏痉，见呃拟桂枝龙牡法，以平气息风。

桂枝木一钱五分（蜜炙），水炙草六分，茯苓神各三钱，乌梅肉五分，黑姜炭六分，橘皮白各一钱二分，左牡蛎六钱煅，炒杭芍二钱四分，法夏三钱，淡吴萸六分拌炒川连炭六分，煅花龙骨齿各二钱四分，土炒上上野於术炭二钱四分。

二十二诊：10 月 21 日，张简斋先生方

拟仍温和化气兼以固摄。

桂枝木一钱五分（蜜炙），清炙草六分，茯苓神各三钱，左牡蛎六钱（煅打），炒杭芍二钱四分，法夏三钱，熟附片一钱四分，炮姜炭八分，土炒上上野於术炭二钱四分，煅花龙骨齿各二钱四分，老式桑寄生三钱六分，连白陈皮各一钱二分，白扁豆衣四钱八分。

二十三诊：10 月 22 日，张简斋先生方

血虚气郁，摄纳不及，虚风上犯，脘次阻闷，牙关发紧，大便溏解，解仍夹血，脉右虚弦较小于左，拟仍温阳镇摄，以平虚风，风平则不致有痉厥之虞。

桂枝木一钱五分（蜜炙），水炙草六分，茯苓神合五钱，九节菖蒲一钱二分，煅牡蛎六钱（打），炒杭芍三钱，花龙齿四钱（打），熟枣仁二钱四分，炙远志一钱八分，细川斛三钱六分，土炒上上野於术炭二钱四分，熟附片一钱四分，干地黄四钱（炒）。

二十四诊：10 月 22 日，邹云翔先生方

丁香六分，柿蒂五枚，别直参二钱，炒谷芽三钱，刀豆子二钱（打碎），鲜姜三片，冬瓜子四钱。

坚白谨按：以上为原方，前后计治二十二日，诊次二十有四，列方二十有五。方案具有症脉者，为数计一十有六。病者既逝，究属何病，今唯就证候脉舌以讨论之，兹摘录如次：

一诊：形寒，蒸热，头痛，身楚，大便痛泻，脉沉弦而小。

二诊：脘闷，心悸，肢节酸楚，舌苔薄淡，脉濡小。

三诊：腹胀，下利不畅，便中带红，脉细。

六诊：微热，头𦈡，身重，肢酸，脘阻，纳呆，欲呕，腹胀未便，小溲短少，脉滑数，苔黄腻。

八诊：潮热，蒸汗，脘闷，不纳，吐多白涎，肢体疲软，腹部胀滞，便稀粪清水，夹见血色，小溲短少，脉滑微弦，苔厚腻色黄。

九诊：小溲渐畅，大便较干，仍觉泛恶，脉沉滞，苔厚腻淡黄。

十诊：胸脘更见开畅，腹仍觉胀，二便大见通调。

十二诊：便见稀粪，清水较少，呕泛酸水痰沫，小便短少，脉沉滑，苔厚腻淡黄。

十三诊：头疼，浑身麻痹，脉浮数每分钟 112 次，腹疼大小便不畅，胸满，作吐。

十四诊：干呕不能出，大便溏泻不畅，周身麻木，上及头面，口干涩而苦，不欲饮，舌苔淡黄，色滞黯不鲜亮，脉弦细小数，中候以下渐濡。

十五诊：胸痹较畅，左寸关鼓指，口苦，舌涩，胃纳不振，不时欲吐，下泄。

十六诊：下泄未止，两次稀水，一次鹜溏，体温不高，脉搏每分钟 118 次，欲吐未能。

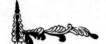

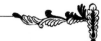

十八诊：下泄，昨日酱水十余行，吐，胸痞，身酸，脉右关细弱每分钟 110 次。

十九诊：周身麻痹，脘次懊闷，大便溏，夹冻，继又有血，脉弦滑微数。

二十一诊：便利次数渐多，呕哕，有汗且多，自觉口干发紧，小溲仍欲解不出，脉弦滑，中候以下渐濡，苔根淡白。

二十三诊：脘次阻闷，牙关发紧，大便溏解，解仍夹血，脉虚弦较小于左。

综观上列诸证，为之整理归纳以求病情，爰分三期，自第一至第六日作为第一期，七日至十三日作为第二期，十四日至二十二日作为第三期，所以便于论治也。

第一期证治（自第一日至第六日）

形寒，蒸热，头痛，身疼（身楚、肢节酸楚），腹胀痛，泄泻不畅，便中带红，脘闷，心悸，苔薄淡，脉沉弦细小。

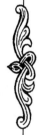

坚白谨按：第二诊中有濡脉，旧说以濡为兼浮，但简老之意，以脉之无力细小者为濡，案中有"中候以下渐濡"等语，可推之也，故此处当另看，不得作浮脉论也。原文见十四诊及二十一诊。

一般热病之初起而现右列证候者，据中医诊断法，以形寒微热，头痛身疼为表证，脘闷，腹胀痛，泄泻不畅，便中带红，心悸为里证。然此病寒不栗，热不高，是表证不剧，腹疼泄泻且便中带血，是里证为甚，两两相较，病之重心在里。据证以衡病名，唯痢疾差为相近，是痢疾而兼有全身症状之病也；假如其为伤寒，则热必高而初期不必便血。

据中医疗法，凡下痢便脓血或泄泻之初起而兼有表证者，当先解表，故葛根汤、葛根芩连汤等方均可施之，痢

证初期以收奇效。但此系指病实体实者而言，若施之于本病则不可，何者？以其表证既不重而脉象沉弦细小，初病即现阴脉，其虚可知。况乎病者于此期舌苔淡薄，又为里邪亦微之征，虽攻补兼施之人参败毒散、仓廪散等方，尤虑补不敌攻，不可施用。盖本病表里相较，里为重；虚实相较，虚为急。治病应先其重者急者，故拙意初起之际，当用桂枝人参汤。本方原例云："太阳病外证未除而数下之，遂协热而利，利下不止，心下痞硬，表里不解者，桂枝人参汤主之。"后人以之治虚寒泄泻或虚寒下痢便脓血而有表证者，效如桴鼓。此尤言其浅者，若观其色脉，虚之程度甚者，则又当服四逆汤以救其里，仲师所谓："下利腹胀满，身体疼痛者，先温其里，乃攻其表。"是也。乃其痢疾已成，如第三日方案所谓："腹胀下利不畅，便中带红脉细"者，则宜理中汤主之，略佐香连枳朴之属，以清疏其胃肠，待此期之末，则又当参苓白术散加减酌用。总之，治此病处处当顾其本元，不可徒事攻伐，所以然者，体虚故也。

第二期证治（自第七日至第十三日）

微热，潮热，蒸汗，头闷，身重，肢酸，体疲，脘闷，脘阻，不食（不纳、纳呆），呕吐初微继剧，腹胀，大便稀粪清水，夹带血色，小便涩少（坚白谨按：第六诊云："未便"，第九诊云："大便较干小溲渐畅"，第十诊云："二便大见通畅"，此或为药效暂见之象，十五日十四诊云："初病状类湿温，热未外达，转而便泻……小溲不利，甚似癃闭"读此可知也，然本期两便证候，大势当如上述。）脉沉、滑、数、微弦、或滞，苔始黄腻，继厚腻微黄。

坚白谨按：据上述证候是表里俱虚之象，古人所谓痢毒攻心之证已渐现矣，其脉则反而转为兼有滑数之象，舌苔亦

反形黄厚，此均为痢疾之逆象也。此时治法，拙见当以参苓白术散合半夏泻心汤加减为妥。

第三期证治（自第十四日至二十二日）

体温不高，头疼，周身及头面麻痹，身酸疼，腹疼，胸痞满，脘次懊闷，不食，时时欲吐，呕哕，有汗且多，大便溏泄不畅，夹冻，有血，小溲欲解不出，口干涩而苦，不欲饮，脉浮数鼓指或弦滑或细小弱，苔淡黄，色滞黯不鲜亮，最后则牙关发紧。

坚白谨按：上记诸证之为虚，固无待言矣。痢疾之末期而现上列诸证者，余已屡见不鲜，每用真武汤因证加味以救其逆，苟未至灯尽油干地步，辄应手有效（另有末传阴虚痢疾，宜黄连阿胶汤加滋养药等法挽救者，此当别论）。余亦曾值一失治案：病者朱某，病至来乞治时，三候（五天为一候）有余矣，已遭数医师医院之拒绝，诊脉则微细似无，神志模糊，痿顿疲惫，汗出淋漓，四肢逆冷，痢下直出，无所禁止，气促喘逆，苔却厚腻，仅存一息，知已难救，勉为处方，两予真武汤合桃花汤加龙牡别直参之属，痢虽稍减，脉却不起，苔垢骤退，余知绝望，再勉以白通汤合前诸药加重更进，未及日暮果卒。以上所述，非徒托空言，均有旧案可稽。以痢疾后期，呈本病上述诸证者甚多，吾故谓此病为痼，其救法唯以真武汤加减为稳捷。真武汤治痼，非余私见，《伤寒论》云："少阴二三日不已，至四五日，腹痛、小便不利、四肢沉重疼痛、自下利者，此为有水气，其人或咳、或小便利、或下利、或呕者，真武汤主之。"此长沙之明训也。后贤遵而用之，又颇多阐发，应用甚广，凡上述：内有水气，麻痹不仁，身疼，胸满，不食，呕哕，泻，痢，小便难，脉虚大无力，或细微而小，无不为本方之所主治，

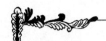

故治此证以此方为主，拙意当无甚不合也。

要之，此病不可据一二常例泛治，必脉舌证候细参，究其真情，而定方药，庶其得之。虽然，若此阴证逆证，是否可起，当不能必，夫世有必不愈之病，无必愈之医也。故医事不可以成败定论，吾人治病，但求中乎规矩，合乎病情，得自安其心而已。余以诸大医师，皆秉济世热忱，开会研讨，乃敢供一己之私见，唯此病始终余未尝目睹色脉，议治是否得当，尚待高明之教正。

1939 年写于重庆

病例二

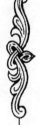

暑湿痢疾案（旅碚医案选之一）

任左，58 岁，住候潮门直街，初诊。

暑湿内蕴，昼夜下痢无度，痢色赤白相兼，秽臭不堪，肛门灼热，脉象濡数，舌质绛，舌苔腻，曾服温剂，幸身无热，且能纳谷，或可无虞。

白扁豆，银花炭，赤白芍，炒甘草，煨木香，炒枳壳，槟榔片，楂炭，归尾，桃仁，川连，红花。

此方出入服四剂，转溏粪，服调理药六七剂而愈。

坚白谨按：夏秋间多暑湿痢疾，其症状颇显著，此病病者略知药性，自己处方，竟作寒湿痢治，其方中有干姜、茅术、肉桂诸药，幸仅服一剂，贻患不深，凡暑湿痢非长热不已者，罕有绝证，唯已经温补，便难言矣，通用方之芍药汤，方中有肉桂一味，用治本病，当删去，痢固有当用姜附者，然非暑湿痢初期之药也。

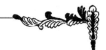

泄　泻

　　此为先父所写讲课提纲,其目录包括现案分析、典籍述略、诊治要则、由因见证、从证辨因、药治总则、治养举要、旧案回忆等,但可惜大部分资料已遗失,现仅将其"由因见证"及有关治法整理如下,可供临床参考。

一、由因见证

　　1. 表里:下利(古称泄泻为泄、泻、下利、自利。)里证也,有兼表者,以先表后里为常规治法,亦可表里两顾,而先里后表为变通治法(伤寒正下之,续得下利清谷不止,身疼痛者急当救里;后身疼痛清便自调者,急当救表,救里宜四逆汤,救表宜桂枝汤),复分轻重缓急。

　　(1)表证:基本症状:恶寒、头痛、身痛。

　　感风:恶风自汗,脉浮。

　　感寒:恶寒无汗,口不渴,脉浮紧,苔白滑。

　　感暑:时值暑令,面垢汗渴,烦痛尿赤,便臭肛热,脉虚舌黄。

　　感湿:头重痛,身酸痛重,不渴,面黄,腹不痛,脉浮濡苔黏腻。

　　(2)里证:根据便、尿、饮、食、寒、热、脉、舌辨别。

　　寒:便气形色清冷无热象,肢冷畏寒,不渴,脉迟细微弱,舌淡苔白。

热（火）：便污浊，肛门灼热下迫，涩滞不爽，烦渴，脉数苔黄腻。

湿：胸痞，倦怠不思饮，尿少，腹部胀痛，泻下多水，脉濡软，苔黏。

食：吞酸噫气如败卵，呕恶，恶食，口臭，腹热，肢凉，泻后为快，脉滑。

痰：体肥头晕，恶心胸闷，不渴不饥，腹中觉冷，隐痛，下如稠痰，时泄时止，脉弦滑，苔黏滑。

肝气：腹痛连两胁，左少腹痛，腹胀满不因泄而减，神躁，脉弦苔滞。

久积：至其年月或饮食不慎复作，泄下秽气重，有黏液，腹紧或有块。

2. 虚实：根据四诊辨别。

脾虚：倦怠纳少，语言低微，面色萎黄，尿清淡，或寒热，脉虚弱，苔淡嫩。

肾虚：畏寒肢冷，脐下腹痛，完谷不化，滑脱不禁，便腥，五更泻，溲清，脉细沉迟，舌淡不华。

阴虚：咽干，口燥，神烦，肤燥，尿短，脉弦数，舌红苔黄。

实证已如前述。

二、治泻十四法

（1）发表败毒散加芩、葛根汤、葛根芩连汤、桂枝人参汤、香薷饮、藿香正气散。

（2）清热：香连丸、戊已丸、桂苓甘露饮、人参白虎汤、黄芩汤。

（3）化湿：薷苓汤、六一散、大橘皮汤、泻心汤、黄连

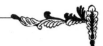

汤、清热渗湿汤、五苓散、胃苓汤、解醒汤。

（4）宣滞（气食）：平胃散、不换金正气散、保和丸、导滞丸、槟榔丸。

（5）温运：附子理中汤、浆水散、急救汤、白通汤、真武汤、苓桂理中汤、桂附理中汤、四逆汤。

（6）升提：调中益气汤、补中益气汤、养阴益气汤。

（7）疏肝：痛泻要方、逍遥散、四逆散、升阳益胃汤、白术防风汤、三白汤。

（8）蠲痰：六君汤、青州白丸、平陈汤、顺气消食化痰丸。

（9）攻下：三承气汤、温脾汤、感应丸。

（10）健脾：四君汤、参苓白术散、钱氏白术散、资生丸、胃风汤、苓术汤、春泽汤、连理汤。

（11）养阴：增液汤、黄连阿胶汤、参梅汤。

（12）补肾：双补丸、胃关煎、还少丹、肾气丸。

（13）固脱：石脂余粮汤、诃黎勒散、诃子散、桃花汤、真人养脏汤、八桂散、地黄余粮汤、圣济附子汤。

（14）杀虫：乌梅丸、理中安蛔丸。

三、治泻十四法的具体运用

1. 暴泻

（1）风寒泄泻：败毒散、葛根汤。

（2）风热泄泻：局方神术散、葛根芩连汤、败毒散加黄芩。

（3）风寒夹虚：桂枝人参汤。

（4）风暑：香薷饮加味。

（5）寒湿：附子理中汤、浆水散、回阳救急汤、白通汤加猪胆汁、干姜附子汤、真武汤。

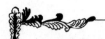

（6）暑淫：薷苓汤、六一散、五苓散、河间甘露饮、香连丸、戊己丸。

（7）暑湿夹感：藿香正气散。

（8）暑湿夹脾虚：六和汤。

（9）湿热：大橘皮汤、大分清饮、清热渗湿汤、半夏泻心汤、黄连汤。

（10）湿火：芍药芩连葛根汤、黄芩汤。

（11）火结：小承气汤、调胃承气汤、大承气汤。

（12）燥火：人参白虎汤合增液汤。

（13）湿热夹阴虚：黄连阿胶汤。

（14）湿食互阻：胃苓汤、不换金正气散。

（15）食滞：保和丸、平胃散、导滞丸、槟榔丸。

（16）内寒外热：连理汤。

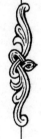

2. 久泻

（1）脾虚：四君汤、参苓白术散、资生丸、胃风汤。

（2）脾虚气陷：调中益气汤、补中益气汤、补阴益气汤（阴虚）。

（3）脾虚阴伤：加减资生丸、人参乌梅汤。

（4）脾虚夹湿：苓术汤、春泽汤、葛花解醒汤、葛花解醒汤去辛温加芩连。

（5）脾虚夹痰：六君汤、平陈汤、青州白丸、顺气消食化痰丸加健脾。

（6）脾虚夹食：治中汤、大安丸、枳实消痞丸。

（7）脾虚肝实：痛泻要方、逍遥散、三白汤、四逆散、升阳益胃汤、白术防风汤。

（8）脾虚夹积：温脾汤、感应丸。

（9）脾肾阳虚：附子理中汤、桂附理中汤、苓桂理中

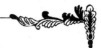

汤、三神丸、四神丸、真武汤。

（10）久泄肾虚：（脾肾阴阳两虚）双补汤、还少丹、胃关煎、肾气丸。

（11）虚滑：石脂余粮汤、诃黎勒散、东垣诃子散、桃花汤、真人养脏汤、圣济附子汤、八桂散、地黄余粮汤、河间诃子散。

（12）虫泻：乌梅丸、理中安蛔丸。

（13）上咳下利：黑地黄丸、理中丸合异功散加细辛五味子（《张氏医通》）。

（14）口糜泄泻：①口糜：导赤散；②泻：参苓白术散；③尿少：茯苓车前饮；④虚寒：苓桂理中汤。

四、旧案回忆

病例一

黄连阿胶汤案

本案印象较深，时在1944年初秋，患者俞某，中医之子，约近30岁，患温病在二三候之间（五天为一候），当时症状为高热不退，神志模糊，耳聋下利不止，其父以投诸药后，均立即泄利，认为无效而沮丧，经同道周伯州君介绍邀我往诊，其脉浮弦而大，重按则空，苔花剥质绛，据当时脉症诊断属下焦，当投救逆辈，因见邪热尚炽，拟投连胶汤加生地、麦冬、龟板、鳖甲、龙牡等，服后未泄，神志略清，邪热仍炽，复加紫雪丹，得疹甚多，泄止而兼咳痰带血，改投清营汤合犀角地黄汤加川贝等渐次向愈，最后用竹叶石膏汤等方收功。

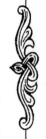

病例二

白虎合增液汤案

时在 1940 年春季，患者男性，约二三十岁，为一劳动人民，病已三四日，初起为外感发热恶寒，头痛身痛，咳嗽，曾服他医之药，追问方药未见，热未退而下利，日十余行，为暴泻不爽，泻下秽臭，高热神昏，口大渴，诊脉洪大有力，苔老黄而不厚且干燥，因思病属温证，尚在气分，当投白虎汤，并须增入养阴药，是否对泄泻有所禁忌，且因舌不绛不敢决。因对患者云，午前候诊者甚多，余先归，该方须慎重考虑，非立即能开就，我先归，请回头至我家来取，因相距甚近，其时我年尚轻，对此重症有矛盾者颇有顾虑。回家即查阅前人医案，于《全国名医类案》中查获类似一案，为风温误辛温解表后其症状如此，用该方出入加减，白虎合增液汤加沙参、淮山药、花粉，去粳米，石膏用一两，嘱其至夜，病减可续服 1 剂。次日热、泄、渴均大减，经调理四五日热退便干。

病例三

桂枝人参汤案

1934 年秋，患者女性，约四十余岁，家庭妇女，家境尚富裕，体弱，病泄泻一二日，下利十数行，恶寒发热，自汗身热，头痛身疼，肢体疲惫，色萎黄，脉濡软而浮，苔淡嫩，用桂枝人参汤，二三日即愈。

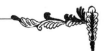

胃　痛

此文为先父 20 世纪 60 年代所写，标题为我所加。

一、虚实治要

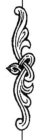

胃痛古今以九称，亦九型耳，虫痛别属一证，疰痛则未见，或则见此而不以胃病称之，食痛则病史、症状较著，属于标病。常见者乃气、血、寒、热、饮、悸，六者又以气、寒为常见，余则较次。然六者又有虚实之别，此则为本病之两大纲，则交互错杂，有时治之亦非易事。单纯者郁则疏之，寒则温之，初学者亦不为所困。然缓病每与正气相关，急则固可暂治其标，能顾其正气时，仍不得忽此，古方名延年厚朴汤，朴夏苓草人参汤，香砂六君汤等，皆是也。此证或寒热并施，燥润齐下之法亦云多，属标本兼顾，亦属配合之妙，如麦门冬汤、绀子丸、连附六一汤、越桃散等法，均须糅参熟记，方能以应复杂之证。虽曰不通则痛，然香燥疏气仅可取快于一时，若不继之以补，则发愈勤而正愈伤，而终遗人夭殃。然补则亦有法，如气滞者，初以疏气之品，治其标，继以香砂六君之属，以标本兼顾，又继以六君，异功之类，终则但以四君或谷肉果菜以食养尽之。

古人以脾胃属土，肝经属木，木气不伸则克土，所谓木郁之人，民病胃脘当心而痛，验诸临证，两者确密切关联，若精神抑郁，心志劳苦，未有不妨眠食者，中运不及，饮食不调，久之亦必累及情志，然脾胃属气，肝属血，气病可及血，血病亦可及气也。

书谓痛无补法，余早年亦墨守此戒条，其后始知不然，古人疏肝益肾汤、一贯煎、滋水清肝饮、小建中汤、理中汤，均为虚痛而设，补阳固可，补阴亦可，但视其证之阴阳耳。余曾用十全丸以治溃疡疼痛，竟以此收功。

虚实之辨，主要在色脉，阳虚者面色多白黄，神馁倦怠，舌多净而质嫩，脉象软弱无力，便当溏而不畅；阴虚者面色多萎黄，虽兼红而不泽，神现躁烦，脉以细小见著，苔光嫩剥甚则龟裂，便多燥结。得食而安故多虚证，但虚证亦有不嗜食者，阳虚则可参姜、桂、香、砂、曲、麦，阴虚可参杷、斛、粳米。碍食肝旺当略佐酸泄。

二、脾胃有别

脾胃当分治，此为叶氏名论，此卓越之见，非理论而已，临证当随其言以施治，其广自著，华岫云伸其言曰：胃属阳土，脾属阴土，阴宜藏而腑宜通，胃主纳，脾主运，胃主降，脾主升，胃喜柔润，脾喜刚燥。古人恒脾胃并提，熟识叶氏之言，知所分矣。总之，凡药之甘寒、濡润、通降、行动之品，多属胃；辛温、香燥、升散、守涩之品则属脾。然两者异中有同，要以阴阳行守之分，阳虚宜刚燥，阴虚宜滋柔，胃以行治，脾以守治，此其大要也，然阳损易填，阴虚难复，此轻重难易又不可不知也。

三、病案举例

胃痛案（旅碚医案选之一）

陆夫人，年35岁，住西兴。

胃痛3年，多食及多行动则剧，头昏蒙，噫嗳，气上冲

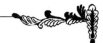

则呕吐酸水，胸脘不舒，连及腰背，大便不整，月事不调，胁下有水声，脉细数，舌后半黏，是胃寒证，与肝病无关。

桂心四分（饭丸分吞），杭白芍四钱，炒甘草一钱，川连汁炒吴茱萸六分，公丁香七枚，川椒七粒（去目），甘松一钱半，高良姜一钱半，红枣三枚，生姜湿纸裹煨拇指大一块。

本方服5剂而痊，为其调理月事，但病人未守禁忌，仍致反复，发作时来改方，嘱其慎饮食，戒恼怒，共治月余而痊，后遂不复发。

坚白谨按：肝胃病除服药外，最宜保养，否则不易根治，然病家任性者多，此病之所以能根治者，因病已3年，饱尝痛苦，故肯恪守医者之告诫耳。饮食方面，除生冷外，凡茅笋、芥菜、香蕈、螃蟹等发食，均当忌之，犯之则复作，大约一二年后，始可稍稍食之，通常所称之肝胃痛，有当从肝治者，有当从胃治者，有当肝胃并治者，症状亦各有不同，本病系属胃病之寒证。

附：呕吐病例分析

此文为学生讲课而写，分析一例呕吐病案，条分缕析，可使初学者学习分析病例的方法

主证：呕吐甚于食后，吐出味酸且苦，纳少，噫气，胸闷，胃胀，腹痛，大便闭结，口干不思饮，恶寒，眩晕甚则倾仆，头痛，四肢口唇麻木，甚则抽搐卒厥，舌苔薄，脉细小缓软。

分析：呕吐甚于食后，吐出味酸，且苦，纳少，噫气，胸闷，胃胀，腹痛，大便闭结，统属胃逆不降，胃气壅滞现象。追其胃逆不降之故，当属工作劳累，饮食失调，思虑

伤脾胃以致之。吐味作酸，为阳虚浊阴凝聚而不化；味苦为胃逆肝胆之气亦逆。口干则由频吐而阴液不足所致；不思饮水，为胃内阳虚，不能化阴，阳虚则且恶寒无热。其有属阴虚者，便闭无苔，舌质嫩红，宜养胃阴。

此眩晕甚则倾仆并兼头痛，为脾虚清气不能上荣，清气不升，则上气不足，即属虚风之证。

病延日久，缠绵不已，生化之源不足，不能荣于四末，则肢麻不知所苦，血不荣筋，风自内生，则抽搐卒厥，口唇亦麻，当是脾胃不足之故。

脉细小缓软，为阴阳营气俱不足之证；苔薄，因呕吐甚，胃肠空虚，苔无以生。

从虚实言则属虚，从寒热言则属寒，但以虚为主。从气血阴阳言，则属气虚为主，阴虚血虚为次，阳虚为更次。从脏腑言，则先为脾胃不足而波及于心肝。从病机言则由思虑伤脾，中运失调，气机上逆传为中气营阴俱不足。

呕吐一症，前人有从三焦分者（刘河间），有从寒热分者（《外治秘要》），有从寒热饮食血气分者（《三因极一病证方论》），又有所遇之症不同，而有认为因火因寒之不同，其实两者都有，当辨证以定治法。其分类当以景岳为简明扼要，景岳将呕吐分为两大类，实者除之，虚者补之。其实者又分暴伤寒冷、暴伤饮食、胃火上冲、肝气内逆、痰饮水气、表邪传里等类。虚者本无外感，又无内伤，因虚而呕吐者，或因微寒、微劳、饮食微有不调、肝气微逆，即病呕吐，其治法则崇尚温补，兼有痰者，则兼用扶正豁痰。其所谓实证大抵是指暴病，而虚证则属缓病，其所列实证诸类殆亦近似，而虚证之治，似有未当。

虚证当分阳虚阴虚。阳虚其治则重在脾，为理中汤之类

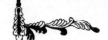

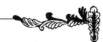

加温降胃气药，挟痰可合二陈；阴虚其治在胃，宜滋阴降胃如麦门冬汤，挟火可合金铃、川连之类。然中土与肝之关系密切，呕吐属于阳虚而见肝邪者，则加吴茱萸、肉桂之类，其阴虚者，则加阿胶、白芍、乌梅之属。然缓病每病情复杂，寒热虚实互见，虚中挟实，实中有热，成方如香砂六君汤、外台茯苓饮、枳实消痞丸、干姜黄连黄芩人参汤、黄连汤、乌梅丸等方均是其例，当视具体情况而定。总之病情愈复杂，方亦愈复杂。

关于呕吐之脉，以浮滑者为顺，弦涩紧数者为逆，亦即实者易治，虚者难疗。

以前，有因蛔致吐之症，古方每用乌梅丸以治，但寒热虚实互见之证用乌梅丸法良效，不必定因蛔而用之。

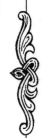

哮　证

本文为先父所写的讲稿。

一、定义

哮证以喘咳痰鸣为主要症状，甚者不能平卧。其症有宿根，时平时发。发作因人而异，或逢秋冬较剧，或以夏季较剧，或不定期发作。其病治急性发作较易，大多能服药一至数剂即安；根除较难，必长期调治。本病又有痰哮、寒哮、热哮、寒包热哮、酒哮、咸哮、糖哮等名。本病与喘证鉴别，其主要点是哮证有痰鸣音而同时兼有喘逆，喘证则不必兼有痰鸣音但觉喘逆而已。

二、病因

哮证的形成，是因感受外邪后失于调治，没有及时或适当的治疗，或治疗而不避风寒、劳倦，不忌荤腥厚味（如太咸，太甜）、烟酒，致迁延不愈，积久渐种宿根。既具宿根，则遇天时剧变、饮食失节、精神紧张、工作过劳、啖饮发物等辄引起急性发作。其病因有风寒、风热、寒包热、积痰、食滞、肝气等，发作既久或年老体弱则又多兼虚因。

三、脉象

哮证之脉，浮为兼表，数为兼热，迟为兼寒，滑为痰积，沉为蓄饮，弱涩细小为虚；其脉浮、滑、缓者易治，微涩小数者难愈。

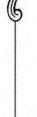

四、症状及分型

本病急性发作期间的主要症状为喉间痰鸣，胸闷，喘咳不能平卧，咯痰不易，多于夜间为剧，白昼较轻。但因体质及副因的不同，主要的可见下列诸型：

1. 表寒实型 兼有恶寒发热，头痛身痛等表证，口不渴，脉浮、滑、弦紧、有力等，苔白腻滑润，宜辛温宣肺。常用方剂有麻黄汤、华盖散、三拗汤、小青龙汤、金沸草汤、九宝汤。

2. 表寒里热型 其症兼有表证而咳痰黄黏，口苦口干，脉见浮滑数，苔黄者，宜辛凉宣肺法。常用方剂有越婢加半夏汤、麻杏石甘汤、小青龙加石膏汤、射干麻黄汤、千金定喘汤、五虎二陈汤、大前胡汤、牛蒡汤。

3. 痰热型 不兼表证，畏热，口苦，口黏，口干，便难，脉滑数，苔黄厚腻，宜清热豁痰。常用方剂如葶苈大枣泻肺汤、泻白散、瓜蒌根汤、桔梗二陈汤、贝母煎、清气化痰丸、滚痰丸、平气汤、加减泻白散。

4. 寒痰型 不兼表证，痰多而稀，不干而润，脉沉滑或迟滑，苔白厚腻，宜祛寒化痰。常用方剂如皂角丸、导痰汤、冷哮丸、千缗汤。

5. 肺胃两虚型 症兼不思饮食，呕恶，腹胀，噫气，胃内不舒等，脉兼滑，苔厚腻者，宜苏子降气汤、保和汤、资生丸。

6. 肺虚型 无外感症而兼肺虚者，宜补肺平喘，常用方剂如：人参散、五味子汤、人参理肺汤。

7. 脾虚型 无外感证而兼脾者，宜培土生金，常用方剂如四君子汤、六君子汤、香砂六君子汤、补中益气汤、加味六君子汤。

8. 肾虚型 外无表证而兼肾虚者，宜补肾纳气，常用方剂如麦味地黄汤、桂附八味丸、大补元煎、大营煎、黑锡丹、郑相国方。

附论：哮喘病在急性发作时多从实证论治，等到发作较平，当考虑巩固疗效和根除本病，则从虚证论治，辨其肺虚，脾虚，肾虚以立法。遇病情交互错综时，则药物亦参合互用，例如表寒实型而兼虚的，则于辛温宣肺法中酌入附子、人参之类，其成方如麻黄人参芍药汤；又如表寒里热型而兼痰多的，可予辛凉宣肺法中加入瓜蒌仁、枳实之类以豁痰，成方如麻杏石甘汤合瓜蒌、桑皮、枳壳、苏子（《顾氏医镜》方）；在治本方中，同样的可以酌入治标之品，如补肺方中加入麻黄、桑皮之类，成方如人参定喘汤。此外挟肝气酌加柴胡、青皮等等，或合四七汤、四磨饮；挟食兼用消

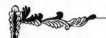

导之品，各随症加减治之。并可配合针刺、外灸等法则收效更快。

五、预防

本病宜注意保暖，尤其在天气剧变时，更应防其受凉。宜多接触阳光，行深呼吸及气功疗法，太极拳等均对治疗有助。饮食宜甘淡，忌肥浓、生冷、过酸、过甜、过咸及烟酒。海鲜，如虾、蟹、黄鱼、鲤鱼、鳝鱼等，均能引起发作，但因人而异。

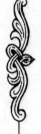

热　病

此为讲稿，原篇名为"热病约言"，对温病的有关问题做了归纳、总结及阐述，内容丰富，尤其湿温逆证案的按语，精辟地阐述了湿温初起的治法及下法的应用。

一、伤寒与温病之异同

广义伤寒为一切热病之总称。随着医学的发展，中医外感病可分为狭义伤寒与温病两大系，两者又各包括多种之热病。简言之，伤寒为寒邪，治宜温热；温病为火邪，治宜清凉。两病初期发表（伏气温病初期宜清）即有辛温辛凉之异，至传变以后，寒邪化火化燥，伤寒有白虎、承气、连胶汤之类；温病成虚寒亦可用干姜、附子之属，此为两者异中之同，然不能谓伤寒即是温病。且值同属宜清之候，伤寒有白虎汤、黄芩汤诸证，而温病复有气血两燔玉女煎加减之

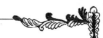

候。盖温病不但须用清凉，还须益以滋养。不独此也，阳明腑结，伤寒有三承气，而温病更有增液、导赤、牛黄诸承气及新加黄龙汤等法，此因温病不但涤热攻积，并须兼顾阴液，抑且有挟痰挟湿诸候。伤寒实证昏妄有腑结瘀结等因，而温病别有热入心包，宜牛黄、紫雪之类。叶天士谓伤寒邪热在里劫烁津液，下之宜猛，温病多湿邪内搏，下之宜轻，此下法亦有所不同。化虚以后，伤寒以黄连阿胶汤等方为变法，而以四逆辈为常法，炙甘草汤养阴诸品，犹必盖以姜桂扶阳；温病则化虚以后大剂养阴是其常法，偶用桂附干姜是其变法。两病之鉴别，是在证候，主要者为兼寒兼温之辨，有是证用是药，《伤寒论》方可治温病，温病方亦可治伤寒，辨证施治，万病皆然，此系定论，勿庸多惑。

二、伤寒与温病学说之成长

伤寒温病之名，并见于《内经》《难经》，伤寒之治，则始见于汉代张仲景之《伤寒论》，仲师集汉前医学之大成，详论伤寒初病及传变各候，条分缕析，辨证定治，方法谨严，伤寒之治法乃备，两千年来为医家所宗。至于温病之治，《伤寒论》仅及初候症状，与治疗上之禁忌，并未列方；《伤寒论》又谓痉、湿、暍各病，与伤寒相似，宜应别论。观此，则知寒温异治，早有明训。温病论治，张氏或有专书，今未得传，使后之学者，对温病辨治，经千百年之努力，始具规模。虽然，阴阳、表里、寒热、虚实，辨证论治之法则，已具于《伤寒论》，使后人得宗其规律，别寒温而定温病之治，故今之温病学说，亦基于《伤寒论》发展而成长。

热病寒温异治，已见《伤寒论》，其后王焘集唐前医学，

著《外台秘要》，所列论治，若温热、天行、阳伤寒诸名，其列症如口干苦、便秘、尿赤、脉洪数等，与延年栀子汤、千金苦参汤诸方，与伤寒显异，足证古代早知两病异途。

温病论治，《外台秘要》虽略具端倪，但远不能应各种温病，及其传变之治，后世医家各以实践经历，述其所见，使温病理、法、方、药，渐趋详备。如宋朱肱谓风温忌表，宜葳蕤汤；湿温两胫逆冷，胸腹满，多汗不可表，宜桂附汤、白虎加苍术汤。金刘守真制双解散，合辛温清凉攻下于一方，以治温病。明王安道谓伤寒中风宜辛温发表，温暑之症不恶寒而渴，宜辛凉解表；又谓温病热病之脉多在肌肉之分而不甚浮，右甚于左，因郁热在内，其或左盛或浮者，必有重感，表证虽间见，里病为多，法当清里为主，解表兼之，亦有治里而表自解者，因其热自内达外。汪石山立新感伏气之名，因病有轻重之别。陶节庵谓口渴尿短者为温病，治宜辛凉。吴又可谓伤寒之邪，自毫窍入，初起以发表为先；时疫时邪自口鼻入，以疏利为主，不可发汗，此明代以前对温病有异于伤寒，均有明确之认识，使后人知所遵循。

清叶天士博大通经，广撷众长，盖以个人心得辨伤寒与温病异治，谓温病当分三焦及营、卫、气、血以治，遗《临证指南》一书，内附"温热论"及"幼科要略"各一篇，于是温病论治，愈为显明。其后吴鞠通师承叶氏之学，参以本人治疗经验，整理补充叶氏之说，分温病为上焦、中焦、下焦，而成《温病条辨》；王孟英辑《内经》、仲景关于温病学说为经，而以清代叶氏等名著为纬，著《温热经纬》四卷。自两书出，温热之理论方药，渐臻完备，温病学识之基础因以奠定。此外，简明扼要者有雷少逸之《时病论》，详备赅博者有俞根初、何廉臣等所著之《通俗伤寒论》，前者对四

时感症能执简驭繁，后者对热病之理论治法，收罗宏博，为治热病较为完备之书，两者对热病均为切用之作。

三、伤寒与温病、外感温病与伏气温病辨要

《内经》云："人之伤于寒也则为热病"，"冬伤于寒，春必病温"，"藏于精者，春不病温"。至晋王叔和伤寒序例云："伤于四时之气，皆能为病，以伤寒为毒者，以其最成杀厉之气也。中而即病者，名曰伤寒。不即病者，寒毒藏于肌肤，至春变为温病，至夏变为暑病，暑病者，热极重于温也……，非其时而有其气，是以一岁之中，长幼之病，多相似者，此时行之气也。"此即伤寒、温病、新感、伏气之所本也。伤寒、温病、新感、伏气之成因，或为体质之差，或因时令之异，或因感邪气之不同，可暂置缓论，但孰为伤寒，孰为温病等，则有关治疗，若不加辨识，将不能立法处方。其方法如何，无他，辨证施治而已。

清吴鞠通云："伤寒阴邪也，阴盛伤人之阳，温病阳邪也，阳盛伤人之阴。"又谓"天地与人之阴阳，一有所偏，即为病也，偏于火者，病温病热，偏于水者，病清病寒。"据此则知，见阴实寒证者，如恶寒、口不干、苔白滑润等为伤寒，治宜辛温；见阳实热病者，如口干苦、不恶寒、苔黄等为温病，治宜辛凉，此伤寒与温病辨治之大较也。

王孟英云："伏气温病，自里出表，乃先由血分而达于气分，故起病之初，往往舌润而无苔垢，但查其脉软而或弦或微数，口未渴而心烦恶热，即宜投以清解营阴之药，迨邪从气分而化，苔始渐布，然后再清气分可也。伏邪重者，初起即舌绛咽干，其有肢冷脉伏之假象，亟宜大清营分伏邪，继必厚腻黄浊之苔渐生，此伏邪与新邪先后不同处。……不

比外感温邪由卫及气，自营而血也。"新感温病由卫及气，自营而血，初起必现微恶寒，口微干，苔薄滑等，可辛凉汗之；及气不恶寒，口渴，尿黄，苔黄者，可清气分；入营入血，始用入营入血之剂。今伏气温病，初病即现内外大热，恶热，心烦，脉软而弦数，苔净者，即当投以清解之剂，伏气者伏热也，以伏热之轻重而定药之进退，若热炽咽干舌绛见血分症状，即从血分治，医者见何证，投何药，此即中医治病之不二法门。此外又有伏气兼新感者，即内有热重证候，如伏气温病者，而更有恶寒，舌质绛，苔白诸症，此宜先以辛凉解感，继之以清里热，视感邪与伏热之轻重，而别清与表之轻重，但均忌温散。此辨治伏气、新感温病与伤寒之大要也。

四、六经、三焦、卫气营血举要

六经、三焦、卫气营血均为热病自初发至传变各候类型之简称。凡热病外感均由表入里，由上及下，由卫气达营血（伏气则初病即在里，在中焦，在血分），是六经之外，并非别有三焦、卫气营血也，唯期简要说明各个类型，叶氏乃别有三焦及卫气营血等名，其所指证候如次：

1. 六经证候

（1）太阳：病在身表，如恶寒发热，头痛身疼等。

（2）阳明：病在内脏，如壮热口渴便闭，甚则昏妄等。

（3）少阳：病在半表半里，如寒热往来，胸胁苦满，喜呕等。

（4）太阴：为脾虚，如腹满而吐，自利不渴等。

（5）少阴：为心虚，如脉微细但欲寐，四逆下利清谷等；其兼阴虚者，则脉数，咽干，心烦。

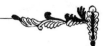

（6）厥阴：四肢逆冷，消渴，气上撞心，心中疼烦，饥不能食，吐蛔，下利等。

2. 三焦证候

（1）上焦：为肺及心包证，恶寒发热，或但热不恶寒，咳嗽，口干，面赤。其兼心包证者，则神昏谵语。

（2）中焦：为脾胃证，日晡热甚，面赤目赤，便秘恶热，苔涩，苔老黄，甚则起芒刺，脉实。

（3）下焦：为肝肾证，身热面赤，口苦舌燥，唇裂齿黑，自汗不止，舌强神昏，痉厥，心悸，脉细促或有歇止等。

3. 卫气营血证候

（1）卫分：发热恶寒，口干或不干，头痛，身疼，苔白滑；

（2）气分：不恶寒但恶热，口干渴，溺黄，苔黄；

（3）营分：舌干燥而绛，神情不了了，脉数；

（4）血分：舌深绛，烦躁不寐，夜有谵语。

五、四时热病举要

四时热病除疟、痢、黄疸等均有特征，不至误认外，今举其大要如下：

1. 伤寒 四时皆有，而以发于立冬后天气严寒时期为重。主要症状为恶寒发热，头痛，一身疼痛，脉浮。其主要鉴别点为寒重热轻，口不干，苔白滑润，质不红，其他如面清，目白，尿清等寒象，传变以后见少阳或阳明证，或合病、并病，各有其见证，虚体则见阴证。伤寒传变以后，如见烦渴，液涸等火证，均可酌用温病方，温病传变以后，如兼见虚脱阴寒等证，亦可用伤寒方。一切以辨证为主，不能固执。

2. 风温 多发于春季,一般症状为身热,恶寒,头痛,身疼,口渴,自汗,咳嗽。以身热、口渴、自汗、咳嗽为主证,初起宜宣肺解表。

3. 春温 一般症状为寒热,无汗,头痛,身疼,口渴,自汗,咳嗽。以身热、口渴、无汗为主症,必发于春季,初起宜解表。

4. 温毒 温症热高,且烦热口渴,舌绛苔黄,脉盛等热症较重,并兼发斑,发疹,发颐,喉痛等症。治宜清热解毒为主。

5. 伤风 头痛,身疼,恶风,微热,或无热,鼻塞,涕出,咳嗽等症。以涕出鼻塞,打喷嚏为主,宜疏解。

6. 温热 或称温病、热病,即伏气病,其症初发即表里皆热,不恶寒而恶热,脉实有力,忌发汗,初起无汗宜凉透,有汗宜清热,新感由卫及气,由营及血,伏气病初病即见津亏,不夹新感,初起不必见卫分症状。

7. 暑温 发于暑季,一般症状为自汗,身热,头痛,肢酸,其脉右大于左。暑必挟湿,恶寒,苔白,无汗,暑湿并重者可用新加香薷饮合六一散微汗之,口渴,自汗,苔黄,热重于湿者,宜清气分。

8. 伏暑 伏暑为伏气病之一种,其症较其它之伏气病尤为急而热重,发于秋后。其症有轻重,轻者发于气分,初起头痛,身疼,恶寒发热,热以午后为甚,胸闷,呕恶,面赤,烦渴,昏睡,便闭或便溏如酱,尿赤热,天明热势较缓,但胸腹灼热不解,苔白腻而厚,形如积粉,初起可用清宣以解外。其重者发于营分,初起寒少热多,日轻夜重,头痛而晕,早见伏热症及厥阴症,如烦热,目赤,躁扰,昏

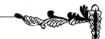

厥，狂言，妄语，抽搐，瘛疭等，舌鲜红光绛起刺，其后转出气分，其苔始现，应清血分之热，如生地、丹皮、赤芍之属，兼表实无汗者，可合银翘散加减，若兼口渴自汗可气血两清。

9. 湿温　其一般症状为恶寒，发热，热以午后为甚，头痛，身重而酸疼，口干不思饮，胸闷。其主证为身重胸闷，渴不思饮，尿少而赤热，脉多濡小不扬，苔黏腻，其病初起进展不猛烈，但缠绵时日，初起宜宣气化湿，如三仁汤之类。

10. 秋燥　发于秋分以后，有寒燥温燥之别，一般症状为身热，头痛，唇咽口鼻干燥，肤干，干咳，肌疼，胁痛，脉涩，苔干。寒燥兼恶寒，热较低，温燥不恶寒，热较高，兼心烦口渴，舌红，脉兼浮数。寒燥初起宜苦温辛润，如葱豉汤加杏仁、紫菀、桑叶、牛蒡、象贝之类，表甚者可加防风；温燥初起宜辛凉苦甘，如桑杏汤、清燥救肺汤等方加减。

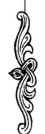

11. 冬温　发于冬令，体表症状如发热，恶寒，口渴鼻干，或有汗，或无汗，其主证为表证而兼内热之象，且必发于冬季。初起宜视见证用辛微温或辛凉解表。

此外，如风湿、寒湿、风热等外感病证，其病势较轻，病期较短，无多传变之四时杂感，随所视之六淫症状而定名，通常不称为伤寒或温病。

六、热病舌苔论略

热病察舌，在诊断上颇为重要，但仍应参合脉症而确定诊断。舌苔虽较脉象为显明易学，然几微之差必须细辨，有时非语言所能形容，当在临证时细参。

　　察舌应分部位，润燥，厚薄，老嫩，苔色，舌色等，兹略述如下：

　　1.部位　以舌之部位别病之所在，舌前半属上焦，舌尖属心，舌中部属中焦，舌根部属下焦，舌旁左属肝胆，右属脾肺，舌边属三焦膜原。

　　2.润燥　干者津亏，燥者液涸，干燥者常伸缩不灵，滑润者为津液充足，伸缩自如。

　　3.厚薄　苔薄者见于表证，薄而松者症轻，薄而腻为湿滞，宜宣解气分；苔厚见于里滞，厚而松者为里滞渐化，宜清解，厚而腻者为食滞与痰浊，宜化滞，宜开痰。

　　4.老嫩　凡不论见何舌色，舌质敛坚苍老者属实，肿大娇嫩者为虚。

　　5.苔色

　　（1）白色：为邪在表，白而渐转黄色，为表邪渐入于里。白而薄润，口不渴，恶寒属风寒，可用温散剂。薄白而干为津亏，有表证宜辛凉清透，忌发汗。白而枯浊为湿滞，邪在表兼身疼者，宜解肌；兼心胸痞满者，为湿结中焦，宜苦辛温淡之剂。白厚如积粉而滑，其边紫绛者为疫入募原，宜透解。苔白底绛为湿遏热伏，宜泄湿透热。白黄相间为卫邪未尽，宜宣气。

　　（2）黄色：为邪在里在胃，温证初起即现纯黄少白或黄苔者，为内有伏热。黄薄而滑者，为热在气分，宜清热透表，用辛凉剂。苔薄黄而干，为邪去津液受伤，宜甘寒润剂，如益胃汤。微黄黏腻口不渴，为湿热，宜开泄。纯黄为表邪入里，胃中液干，宜清解，如白虎栀豉之类。老黄厚腻甚或干燥起刺发黑，为邪在腑，无痞满硬痛之症，宜养阴润燥；内有积滞现痞满硬痛者，宜承气辈。苔见边黄中心绛

红者，为胃热灼心，宜清胃清心。苔黄浊而腻，症现痞满烦热，呕恶，为湿盛，宜苦辛凉淡。属痰热者用小陷胸法。

（3）黑苔：黑苔有阴阳虚实之分，虚寒者苔黑舌质多淡嫩，实热者其质多深赤。苔黑燥，肠有燥屎，视其厚薄而定下之轻重。黑而滑者为寒水侮土，症见腹痛吐利者宜理中汤；若更兼黏腻浮胖者为有伏饮凝痰，宜开痰。黄中带黑，浮滑黏腻为湿热内结，宜清湿热。凡兼口黏，口甘，口淡，胸闷等症者多属湿。黑而干枯，为津涸火炽，急用泻心补肾黄连阿胶汤法救之。

6. 舌色

（1）淡红：较正常舌为淡者，为正虚不足；淡红带青者为血分虚寒。

（2）绛色：较正常舌红者为绛，温病初传即见舌绛赤者为少阳温病，木火内燔，高热目赤耳聋，宜解郁火。若见绛舌仍有黄白相兼之苔者，为邪热入营，而气分之邪未尽，可透营泄卫。舌绛为营分有热，宜清营，若兼鲜泽纯红色，为热入心包，见神志昏昧等症宜开窍；若素有痰火者，宜兼清化痰热。若舌尖独赤者，为心火上炎，宜清心导赤。若绛舌而兼上浮黏腻苔，为暑夹湿浊，恐痰热内闭，宜芳香开窍。若舌绛苔中黄燥起刺，为湿温留连气分，不可用滋腻药，宜急清三焦之邪。（原文自此以后遗失，由整理者补充完成）若舌边红，中心燥白苔，属上焦气分热，宜轻清凉解，勿妄投滋腻。黄苔而中心绛者，为胃火灼心，宜清胃清心。舌绛碎而有黄白腐点，为湿热邪毒。若舌绛不鲜枯晦且萎，为肝肾阴液已涸，已难救治。如果舌色红而有光泽，属胃阴干涸，宜甘寒滋养胃阴。

（3）紫色：较绛色还要深一层。焦紫起刺，状如杨梅，

血分热毒极盛，宜大剂清热凉血解毒。若紫晦如猪肝，干而无津液，或舌形敛缩，伸不过齿，为肝肾已败。舌淡紫苔青滑，属阳虚有寒，宜温之。素有瘀血，再遇热入营血，舌紫暗，扪之湿润，当用活血之品。舌紫而肿大属酒毒冲心。

上列各重要证候，仅举例言之，无论诊断，治法所用术语及所举方剂，均不可视为定则，只求理法能明，则自能融会贯通，欲知其详，当熟悉《温病条辨》《温热经纬》《时病论》等书。

七、病案举例（旅碚医案选）

病例一

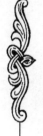

湿温轻证案

朱官，13 岁，住新市场，初诊。

微寒，长热不退，午后为甚，骨楚，头痛，胁痞，恶食，口渴，却不引饮，尿少而黄，便结汗少，脉小而数，舌苔灰黏。病为湿温，但属轻证，两候（坤强注：古代五天为一候）以内可以望解，先拟疏表兼予化湿。

荆芥穗，防风，秦艽，苏梗，薄荷，川朴，生香附，枳壳，藿香，法半夏，赤苓，橘红。2 剂。

复诊：骨楚头痛已解，余证亦减，原方去荆芥、防风，加蔻仁、滑石、连翘，再服 2 剂。

三诊：午后仍有热，口渴饮不多，尿少，便结，苔色微黄而黏，脉小滑而数，表证已解，湿热仍结，拟清化湿热。

川朴，藿香，滑石，子芩，法半夏，瓜蒌仁，白蔻仁，枳壳，佩兰，杏仁，芦根，甘露消毒丹。2 剂。

四诊：热虽减而不净，大便亦秘而未下，转矢气，腹部却不甚满痛，可以缓通之，原方去甘露消毒丹、芦根、白蔻仁，加润字丸、白薇、青蒿。2剂。

五诊：两日均得溏酱大便，午后热亦渐退，胃口未启，体力不复，病势已差，调理可愈。仙半夏，赤苓，枳壳，南沙参，苦杏仁，瓜蒌仁，佩兰，橘红，白檀香，佛手花，六神曲，竹茹，谷麦芽。3剂。

五诊以后照原方出入，6剂而痊。

坚白谨按：本案殊不奇特，病非重候，前人谓之新感病，病型不乱，按步治之，无多大变化，然不顾其表，早投苦寒，或用攻下，必至长热不退，酿成红疹白痦，内闭外脱诸危候，是则小病治不如法，亦有生命之虞，兹录次案，即其一例也。

病例二

湿温逆证案

邵先生，35岁，住藩司前，初诊。

湿温两候有余，初病身热，头痛脘闷，胸痞恶食，不渴，便闭溺涩，先用攻下，继用寒凉，今则神昏谵语，身重嗜卧，目视不正，畏光，便溏酱秽臭，小便赤涩，口干，肢末逆冷，舌绛而强，上有黏苔，脉濡数模糊，热邪挟痰浊内闭，病极危险，幸年壮体实，或有希望，但无把握，勉与开透法。

紫雪丹四分（调服），连翘心三钱，鲜石菖蒲一钱，卷心竹叶三钱，川贝母二钱，淡竹茹一两（煎汤代水）。1剂。

复诊：药后咯黏痰，仍下赤酱臭粪，肌肤间红疹隐隐，神识较前略清，脉濡微，舌色绛红，苔黏腻，未离险境，仍拟开达，并清营热。

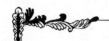

紫雪丹四分（调服），犀角（现用代用品）八分（磨服），粉丹皮三钱，鲜生地一两，天竺黄三钱（先煎），川贝三钱，连翘心三钱，1剂。

三诊：服药后红疹遍体，神识渐清，并咯吐黏痰甚多，脉濡微而数，舌红，上有黏苔，已出危境，渐入坦途矣。

原方去紫雪丹，犀角（现用代用品）减半，加淡竹沥二两（兑服），2剂。

三诊后诸症转平，仍与清营豁痰之剂，继与调理之剂，凡三星期有余始痊。

坚白谨按：此病初起时，病家以为食积，自服下剂，继经某医与苦寒清热之剂，热不减，易医与苦寒甘寒消导利湿诸剂，遂成是状，幸病者体质壮实，尚堪挽救，否则殆矣。凡热病初期有表证者，先当解表，即无表证，亦不得纯用苦寒，所谓治湿温，苦寒必兼辛温，栀子须佐厚朴，黄芩须佐蔻仁也。徒用苦寒以清热，尤扬汤止沸，热必羁留而不退，且燥渴反甚，所谓苦寒化燥是也。又古人谓温病下不嫌早，此言似不可从，盖温病早下，最易肇祸，至湿温病下法，尤宜审慎。如便闭多日，当下不下，病不愈；不当下而下，则邪热内陷；即当下者，又不得用大剂攻下，故治湿温病以下法为最难也。

附：麻疹的中医护理与治疗

1950年冬季，汉口麻疹流行，势甚猖獗，为尽医务工作者职责，先父特写此文。当今由于医学的发展，接种麻疹疫苗，此病已少见。但近年仍有一些散发的病例，介绍有关知识及病例，以供参考。

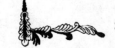

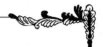

（一）预防

1. 健体卫生 麻疹平时也有，而以春冬之间为特多。在流行时期，未患麻疹儿童，应当慎风寒、节饮食。无外感的刺激，肠胃又健全，抵抗力强，可能不被传染。即使染到，无其他合并病因，单纯的麻疹病毒，发作亦轻。病轻只须护理的好，不服药亦能自愈。

2. 隔离 麻疹流行时，3 岁以下，体质虚弱和有病儿童，未患麻疹者均须隔离。病儿须满月后，方准出外，未发麻疹者，可疏散至安全地带。但已与病孩接触者，恐已染到，尚未发病，须经 14 日后，方可至无病区域，否则反致传播病疫。

3. 药剂预防 在麻疹大流行时，或儿体多病不许再患麻疹时，可注射无合并症的患儿恢复期血清，和母体的血清，可以免疫。取血清及注射，均须医师施行，方法及用量今不详载（坤强注：今有麻疹疫苗，上法已不用）。又有药物内服剂：用紫草根、丝瓜络（烧存性），用量各一钱至五钱，量小儿大小强弱，及察其大便微利为度（不泻可加，泄泻则宜减），连服三日。服后可能不发，即发亦轻，已有病及泄泻者不可服。按紫草根与丝瓜络在中医药物书中所载功用，均有凉血解毒清痘疹之效。紫草对"婴童疹痘三四日，隐隐将出未出，色赤便闭者，服之虽出亦轻。"见于古籍，能预防麻疹，尝见于某杂志（书名已不记得），据其所载，似谓百分之八十有效。丝瓜络防麻疹，亦见于古书。我则参合两药并用，个人所施用者不多，虽觉有效，不敢言其百分比之成绩。好在此两药药性平和，最好能在小学校实施，方可得到精确的统计数字。

（二）症状

麻疹染到后或有轻微不快及微热，或毫无病态。至十日左右有显著的高热，见喷嚏多，鼻涕多，时时咳嗽，两目略肿，羞明，眼泪汪汪等状。此时口内黏膜已发疹，仔细检视颊内，往往见到白色微高起的小点，周围有红晕，此疹约一二日即隐。这时期约待持续三四日或一二日又转高热而见疹点，疹常先见于耳后，疹正发出时，病人躁烦异常，疹点明显，这谓之"潮"，一日"潮"三次，三日"潮"齐。每"潮"一次，疹点加多加明，由面颊口角而达颈项胸背，以至四肢末梢，最后疹点齐而热退，疹点渐隐。热退后约七八日而恢复健康，这是麻疹正常的经过。

（三）看护方面

1.居处 麻疹全经过中，不能吹风受冷，在"潮"时因热高烦躁，小孩每掀去被盖，此时最宜注意，因吹风受冷后麻疹即易陷没，发生逆证。但室内空气仍须疏通，床上最好设方帐，一面挂起，一面放下，门户启闭时不至直接吹风。没有蚊帐，能吊一方布在头边遮住风，也比较好些。眼睛预防过强的阳光刺激。室中不可烧菜、吸烟，并不得有一切污浊气。天太冷，若燃火盆，不可太近小孩。气候温暖时，亦不可穿盖太厚，热度过高，尤宜注意，否则即现抽搐。麻疹至完全恢复后，对于大的风寒，仍须注意，须至满月后，方可自由行动。

2.饮食 小孩患麻疹病，大多不思食，不思食者不可勉强令食。欲食时可以吃炒米（饭米炒黄）煮稀饭，勿令太饱，并略与咸菜如大头菜、京冬菜、酱瓜之类下稀饭，甜豆

浆亦可与服。凡荤腥、油腻、生冷、海味、补品、酸辣均绝对禁食，过甜过咸亦非所宜。至完全恢复后，可与小荤，至于大荤及韭菜、芥菜、毛笋、虾、蟹之类，须满月后方可进食。乳儿在发热时期，乳母亦须戒荤。

（四）药物宜忌

本病在疹点将发未发之期，宜服透发剂或发汗剂，内热重症，兼加清热消炎之品，过含刺激性之透发品如生姜、芫荽等，对于内热（炎症）重者不宜。金鼠屎、小儿回春丹均不可服。在早期用青霉素剂亦忌，故在麻疹流行期间，遇不明原因的小儿发热症，不可即与青霉素剂注射。但后期有支气管肺炎等并发症者则有捷效。芫荽揩擦皮肤，容易受凉，天冷时亦当慎用。

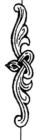

（五）中药简单治疗法

中药药性比较平和，今再选其最平稳之药，以利不便就医者，遇轻症时可与服之，以助其透发之势：

荆芥穗一钱五分，淡豆豉三钱，象贝三钱，薄荷一钱五分，蝉衣一钱五分，炒牛蒡三钱，苦杏仁三钱，前胡二钱，连翘三钱。

如见鼻血，目赤，眼粪多，口干唇红，苔黄等内热现象者，再加鲜芦根九钱，白茅根三钱；如疹不出，苔白舌润，口不干，内热轻者，可加西河柳一钱五分，葱白三个；有食积者，可加山楂三钱，神曲三钱。

右药宜于将出，或第一二日见点不快时。如已出甚顺，在第二三日可于原方（九味药）去荆芥穗、薄荷服一二剂，本方对于似麻疹非麻疹，服之亦无妨碍。

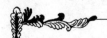

本方宜于气候不太寒冷区域，如汉口、重庆等地之冬春日。

本方用量十岁内者服三分之二，六岁内服二分之一，两岁内服三分之一。

麻疹回后热退，见口气重，口内碎烂等内热现象者，可服下方：

金银花三钱，鲜生地三钱，元参三钱，连翘三钱，人中黄一钱五分，丹皮一钱五分。咳嗽未愈者，可加炙桑白皮三钱，苦杏仁三钱。

上方可服二或三剂，孩小用量同前递减，如有其他病症，仍须请医治疗。

外助法：麻疹不出，或因受风寒出而复没，急用芫荽菜（俗名"香菜"），约斤许，加好酒烧开，乘热置于帐内，病儿熏得此气，即能复出，甚效，甚妥。

口内可用清洁棉絮（最好消毒药棉），蘸淡盐开水揩洗，每日二三次。口唇或鼻孔干燥者，可搽白蜜。

（六）麻疹逆证

泄泻不止（便溏每日二三次者无妨，且能减轻内热，过多则逆），大便闭结，热度过高（近40℃），神昏谵语，抽搐痉挛，一出即没，麻色紫黑，气促鼻煽，咳嗽不爽，气促环唇青色，三日麻齐后热仍不退，麻齐热退后又复发热，麻后牙疳以及麻后各种后遗症等。上列诸症，大多均由看护不周所致，如已发现逆证，宜立即请医诊治，以图挽救。

（七）病案举例

此两案为父亲1946年所写，载"重庆医药导报"第九

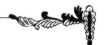

期、第十期合刊。

病例一

麻后肺炎

大业盐号张先生，南京人，由渝赴沪道经汉口，住交通旅馆，其公子有恙，由同事余先生介绍请诊。

1946 年 8 月 2 日初诊。

麻疹回后身热仍炽，咳呛不爽，气喘口干，胸膈痞满，食思缺乏，脉弦数苔黏腻。麻疹肺炎，拟方清宣为治。

麻黄五分，生石膏三钱（先煎），苦杏仁三钱，炙甘草五分 蝉衣一钱，薄荷八分（后下），淡豆豉二钱，黑山栀二钱，鲜芦根一两，象贝一钱五分，前胡一钱五分。

8 月 3 日再诊。

身热气喘均较平减，咳痰较松，脉滑数，苔薄腻，病势转缓，仍本原议。

生石膏三钱（先煎），麻黄三分，苦杏仁三钱，炙甘草五分，象川贝各一钱五分，豆豉二钱，炒牛蒡二钱，连翘心二钱，菖蒲八分，芦根二两，天竺黄一钱五分（先煎），黑山栀三钱。

8 月 4 日三诊。

身热差平，咳呛频作不休，不思进食，溺行自利，汗少，脉滑数而小，拟方清肺平咳。

薄荷一钱（后下），豆豉二钱，桑白皮二钱，紫菀二钱，桑叶三钱，杏仁二钱，黄芩一钱半，炒牛蒡一钱半，炒枳壳一钱，鲜芦根一两。

本方服两剂，完全痊复。

病例二

麻疹内闭

病者张先生姨甥

1946 年 8 月 6 日初诊。

食滞挟感，身微热，胸闷气窒，躁烦目赤，剧吐，脉小不扬，苔厚腻。拟方消滞为主，宣表为辅。

建菖蒲八分，神曲三钱，豆豉三钱，黑山栀二钱，莱菔子一钱五分，山楂炭二钱，郁金二钱，姜半夏一钱五分，炒枳壳一钱，薄荷一钱（后下）。

8 月 8 日复诊。

食滞稍化，症势略减，原方去菖蒲、山楂、半夏，加牛蒡、杏仁、桑叶、连翘，紫金锭。

8 月 9 日三诊。

呕吐已止，麻疹外达，躁烦见减，便绿兼黑，目赤神呆，苔厚腻。麻疹虽现，食滞未化，拟方清透，佐以消滞。

炒牛蒡三钱，金银花三钱，连翘二钱，杏仁二钱，豆豉二钱，薄荷一钱，枳壳一钱，黑山栀一钱五分，莱菔子一钱五分，桔梗七分，象贝一钱五分，黄芩一钱，瓜蒌仁三钱。

8 月 10 日四诊。

麻疹仍有续出，症势无多出入，原方加紫草茸三钱。

8 月 11 日五诊。

表热渐平，内热甚炽，麻疹达而渐回，疹黑目赤，神志昏迷，躁烦。脉数，苔黄腻，质绛。拟清血分蕴热。

乌犀尖（现用代用品）二分（调服），生地三钱，连翘三钱，郁金三钱，银花三钱，天竺黄一钱五分，白茅根一两，菖蒲八分，粉丹皮二钱。

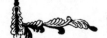

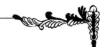

本方服后症减其半，次日为之清热下导，得漆色溏便甚多，神志完全清明，索食，再为处清理一方，服两剂完全痊复。

坚白按：右治验两则，一为麻后，一为麻疹小出，后者危急更甚于前者。前者病在肺，故以清气分为主。后者病在胃，初以积食甚重，麻不得出，故以消积为主，迨积化麻出，血分蕴热不清，病仍不退，故投清营泄热之剂而愈。

慎思明辨医案选

先父一生治病善于运用四诊，辨证入微，本医案选是父亲对一些复杂疑似病例的剖析，对如何辨别证候的真伪很有启迪。

弁言

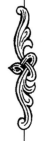

汉医不以科学说理，每为识者诟病，然知识界之病家，趋治于汉医者，曾不乏人。此何故欤，治效使归乎。是汉医诚拙于理论却巧于治疗，所谓治疗之巧者，无他，唯遵审证用药之律而已。忆尝与某名医会诊结核病，其说理论怪诞，心颇疑之，及各相背处方，又十九雷同，所以然者，以歧于理论而同于审证用药之规矩有以致之也。审证用药，乃汉医数千年之积验，师弟相承，与其己身阅历之心得。法有定则，学无止境，证情几微有辨，学识良劣悬殊，病浅者，势虽凶重，证情望而即知，常工可愈也。稍深则其情较隐，必中工始治，更进则证情混淆错杂，势纵平缓，亦必明烛详审，隐者始白，遵则以治。疾病始起，是则非上工不辨，《内经》以上工治病，十则全九，中工十全七，下工十全六，此之谓也。病之浅深，不在外貌之善恶，故非病家所知，治之难易，亦不在病家之抑扬，尝治热病之凶重者石膏之剂量及于斤，大黄亦将及两，闻者惊而奇，窃意增此，非至难，以证候显著病能任药故也。故个中甘苦，唯医者知之。坚白不敏，学未操乎上乘，而慎思明辨之心，不敢后人，兹特选自在碚所治证情稍隐之近案数则，附以按语，并赘述治病之艰苦，以应本院之年刊。缘医案多法家所鉴，非所以眩惑病家者也，冀海内高明进而教之，则幸甚矣。

一、舍症从舌参脉案例（虚劳证）

病人萧某，年十八岁，性别男，籍武昌，诊治情形：住院。

1939 年 5 月 31 日初诊。

患热性病后，热势缠绵，亘久不清，热发类疟，先寒后热，寒少热多，发无定时，形瘦色萎，自汗头痛腰酸，两胁下疼，两腿浮肿，小溲时清时黄，大便忽溏忽结，干咳无痰，脉洪大而无力，舌质淡白无苔，病发气虚血郁，延久恐虚甚将成劳，治当以补为主，兹拟先予益气养血以观动静。

潞党参三钱，绵芪四钱，炒於术三钱，淮山药三钱，清炙草一钱半，北柴胡一钱半，炒白芍二钱，黄芩二钱半，炙鳖甲二钱，青蒿三钱，赤白苓各三钱，紫菀一钱半，秦艽一钱半，归身三钱。

6 月 1 日二诊，由此方增损一二味连服。

6 月 3 日复诊。

骨楚头痛已除，寒热稍减，自汗干咳，脉浮洪而大无

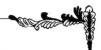

力，舌较红泽，色仍淡，拟宗古人劳者温之例以治。

生黄芪三钱，川桂枝二钱半，杭白芍三钱，清炙草六分，陈皮二钱，於术三钱，川贝三钱，生姜三片，红枣三枚，饴糖二两（分冲）。

4日、5日增减一二味连服。

6月6日换方。

诸证渐平，寒热未已，脉转和，舌色未复，苔薄，苟仍以甘温法为是。

潞党参三钱，於术三钱，附片八分，干姜一钱，制半夏三钱，白苓三钱，煨草果八分，炙乌梅五分，陈皮一钱，归身三钱。

7日、8日、9日原方增减一二味连服。

6月10日换方。

寒热止而复作，但势已衰，余无所苦，脉转软弱，苔光质淡，拟于温补之中略参滋阴。

党参五钱，柴胡一钱半，姜夏三钱，桂枝三钱，附片三钱，草果二钱，归身三钱，干姜一钱，炙鳖甲三钱，五味子一钱半，青蒿三钱，麦冬三钱。

11日原方连服。

6月12日换方。

诸恙悉平，唯寒热不清，脉软弱，舌淡，是正气不足所致，总之须补正气为主，正气足寒热当止，不然寒热虽去，仍当虑其复来也。

党参三钱，柴胡一钱半，桂枝三钱，生首乌三钱，干姜一钱半，归身三钱，炙鳖甲三钱，炙草五分，煨草果一钱五分，黄芩三钱，生姜三片，红枣三枚，姜半夏三钱。

13日至15日原方出入一二味连服。

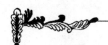

6月16日换方。

诸恙悉平，正气渐复，寒热亦四日未至，唯面色萎白无华，大便略艰，舌色仍淡，右脉又微转弦滑，拟再予补中益气之中参以养血滋阴之品。

生芪四钱，党参三钱，白术三钱，干姜一钱，当归三钱，煨草果一钱，柴胡一钱五分，黄芩三钱，姜半夏二钱，炙草一钱，生首乌三钱，淡苁蓉三钱，红枣三枚，生姜三片。

此方服两日，病已痊愈，因病人欲服补剂调养，以后尚有五方因无多出入，故方案从略。

坚白谨按：此病之形似疟，然病人先此自曾选服奎宁无效。其是否有疟原虫，以乡间不得验血为憾，今以中医诊治，则此病当属虚劳，所谓劳者，谓机能衰弱，非肺痨肺结核也。徐灵胎氏谓纯虚无阳证，与阴虚火旺吐血咳嗽之证相反，正辨此也，国医治病在证候而不究细菌，故其命名，每不能厘然划一。

此病据证情舌苔病历而言，自不能作实证治，其脉虽洪大，却非有力，苟亦属虚，此均浅而易知者也。今所当细辨者，是阴虚、阳虚、气虚、血虚之分耳，若单据证候而言，可以误作阴虚火旺之证而治，果尔，则此病必不救，因其舌色淡白故也。火旺之证，亦有舌色淡白者，然必有大出血之病史，今不失血，而舌白，是可知其非火旺，而为气虚、血虚之候也。复次阴虚火旺之脉，往为细数兼弦，今反洪大无力，是不符也。阴虚火旺之证，亦有见大脉者，然证候则与此不伦，是可知也。唯气虚血虚可以见洪大无力之脉，如东垣老人用当归补血汤之类，治血虚烦热，脉洪大而虚者，可互证也，综此以观，则此病为血虚气虚以昭然若揭，可用甘

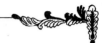

温为主，亦决然无疑义矣。

中医之言气虚，通常系指消化机能衰弱之证，宜于参术之剂；较诸阳虚火虚，为其他器官机能衰弱之属肾属肝，而宜于桂附诸剂者，自是不同。至血虚则为贫血，宜当归之属；阴虚则为体内水分不足，宜石斛之属，亦有不同。唯中医名称其界说，每多泛滥，其言阴虚可赅血而言，阳虚可赅气而言，然其证候与用药则自有辨也。

虽然消化机能衰弱者营养不良，必致贫血，其他器官亦必因之而渐于衰弱，是阴阳气血均有相互关系，故在新病有单纯阴虚或阳虚，气虚或血虚之证，久则多相兼而病矣，唯当视其偏轻偏重之治，而本病亦非恒对之气虚血虚证，故仍用桂附等以补阳，鳖甲等以养阴，然总当以治气治血为主要耳。

二、舍舌从脉从症案例（鼻衄并发牙疳症）

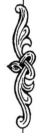

病人王君，年36岁，性别男，安徽人，门诊，住北碚金刚碑。

1939年10月29日初诊。

高热胫酸，齿痛目赤，鼻衄如注，牙龈宣烂，口气秽浊，面色萎黄，小溲灼热，大便闭结，口渴引饮，躁扰不宁，脉浮洪弦劲鼓指，舌淡白无华，实火内炎，气血两燔，拟大剂清气凉血为治。

犀角尖（现用代用品）一钱五分（另研先调服），大生地二两，杭白芍五钱，丹皮炭五钱，黄柏炭五钱，炒黄连一钱，黄芩炭五钱，大黄炭三钱，侧柏炭三钱，人中黄三钱，生石膏二两。1剂。

1939年10月30日诸症较减，因道远不便复诊，未改方，

减犀角五分。

10 月 31 日来改方，热退血减，改方去右膏、犀角。

11 月 1 日复诊。

鼻衄齿疼止，龈烂目赤减，口渴差，神志宁，大便已通，小溲渐增，日晡所仍有潮热，脉虽洪数已不鼓指，舌仍色淡，火势未熄，续予清剂。

大生地二两，杭白芍八钱，粉丹皮三钱，元参三钱，黄柏炭一钱半，黄连一钱，黄芩三钱，白茅根二两，人中黄三钱，银花一两，知母三钱，花粉三钱。2 剂。

11 月 3 日改方去人中黄、黄连，再服 2 剂。

11 月 5 日三诊。

鼻衄口秒，目赤龈烂等症全除，食亦渐增，唯晡时热退不净，脉较和缓，但仍略数，苔微黄而腻，质淡未复，火势退而将平，拟清理余邪

细生地八钱，白芍四钱，元参三钱，天麦冬各三钱，知母三钱，黄芩四钱，川石斛三钱，茵陈三钱，生草五分，枇杷叶三钱，鳖甲四钱。

本方服 4 剂，晡热亦除，续服清养血液药数剂而愈。

坚白谨按：此病貌虽凶急，实甚浅易，但与凉降剂可已。今之所以言此者，以舌白故也，古人谓舌苔较脉象为显著可凭，然当知亦有例外，如此病是也。据常例言舌色淡白为虚寒，虽在血证，亦可以用温剂。如本篇舍症从脉从吉案例三胃痛证是也。然当与脉症合参，此病脉症均属实热，其舌之所以白者，以失血过多故也，是当舍舌而从脉症矣。

三、舍症从脉从舌案例（胃痛）

病人杨某，年 40 岁，性别男，籍贯湖北，住新村。

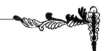

11月7日初诊

胃部疼痛已有多年，近复增剧，身有寒热，呕血多而色紫黑相杂，得食不舒，时时作痛，食后不久即吐，大便时结，口干肤色苍黄兼白，脉微细无力，苔黏腻，质淡白无华。病系胃痛，若再大量出血，须防气随血脱，病从虚寒化，当以温降为是，不可见血便畏热剂。

旋覆花三钱（布包），代赭石三钱，桂心六分，炮姜炭一钱，牛膝炭三钱，白芍炭六钱，制乳没各一钱，别直参一钱五分，姜夏三钱，制军一钱，雅连一钱，吴萸一钱。

11月8日改方，血稍减，加侧柏炭五钱。

11月10日复诊

呕吐减而血未净，色紫黑，大便行而不多，时时恶寒，四肢逆冷，脉舌均未复，再用前法踵进。

旋覆花三钱（布包），代赭石三钱，炮姜炭一钱，牛膝炭三钱，白芍炭六钱，制乳没各一钱，侧柏炭三钱，别直参一钱五分，姜夏三钱，制军一钱，吴茱萸一钱，川连一钱，附片一钱五分。

11月12日三诊

吐止而呕意未除，大便畅行色如黑酱，胃痛已减，胸下痞满，寒热已止，脉细弱，舌渐红绛，拟降气和胃为治。

旋覆花三钱（布包），代赭石三钱，炮姜炭一钱，牛膝炭三钱，制乳没各一钱，延胡一钱五分，别直参一钱五分姜夏三钱，吴茱萸一钱，川连一钱，瓜蒌仁皮各五钱，沉香八分。

12月15日四诊

胃痛已微，黑粪尚有续下，脘膈渐畅，得食亦觉芳香有味，脉细小，舌色已转正，拟再予和胃为治。

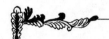

潞党参三钱，焦白术三钱，炮姜炭六分，吴茱萸八分，川连六分，炙草五钱，姜夏二钱，白芍三钱，白茯苓三钱，陈皮二钱，谷麦芽各三钱，炒柏子仁三钱，陈香橼三钱。

本方服 4 剂与丸剂调理而安。

坚白谨接；此为胃溃疡证，中医旧称"骨痛"。治胃有寒热之辨，若口干便闭吐血诸证依常例言，是多属热候。但本病合诸微细无力之脉，淡白无华之舌，则不可治以凉剂。盖此病之口干，失血过多，体中水分缺乏之过，所谓虚故饮水自救，便闭为胃病之常态，并非因热吐血，乃溃疡破裂，非热而血液妄行者可比，故投以温剂效验如响。又胃之机能下降是生理之常，呕逆乃因病之变故，治之又当以降为主也。

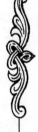

四、舍病历舌色从脉从症从苔案例（久痢）

病人褚某，45 岁，性别男，籍贯湖南。住本院第八病室。

1939 年 12 月 9 日初诊。

戒烟后痢久不痊，赤多于白，里急后重，日七八行，呕泛食少，齿牙剧痛，脉弦细而芤，苔微黄而黏，质淡。久痢正气已衰，邪积未清，先予清积兼顾正气并施。

淡苁蓉三钱，生首乌三钱，淡黄芩三钱，黄柏炭二钱，白头翁一钱五分，血余炭一钱，生地炭一两，白芍炭四钱，花粉三钱，藕节炭三钱，炙鸡金一钱五分，川雅连一钱，鸡子黄二枚（搅分冲），赤砂糖一两（入煎）。

12 月 10 日二诊。

痢下虽久，但便行不畅而灼热，脉象弦细而芤，长沙以弦细芤迟属暑脉，内有湿热之邪未清，征诸黄黏之苔当是，还宜清下为主。

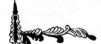

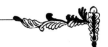

白头翁三钱，制大黄一钱半，生黄芪四钱，秦皮三钱，川连八分，黄柏一钱半，牛膝三钱，炙鸡金三钱，赤砂糖一两（入煎）。

11日诊原方连服。

12月12日第三方

痢减齿痛亦平，噫气频作，脉转软，苔黏腻，再予泄热。

白头翁三钱，黄连柏各一钱五分，秦皮二钱，淮牛膝三钱，制大黄八分，黑山栀三钱，缩砂仁八分，淡竹茹三钱，水炙鸡金二钱。

13日、14日于原方加滑石四钱，泽泻三钱连服。

12月15日方。

痢下已渐转干黄，大便为八十余日来所未有，唯便中微微见血，是痔漏亦属有关，脉象细弱，苔根微腻，湿热渐净，拟于清理之中兼和脾胃。

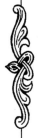

白头翁三钱（酒洗），黄连一钱，黄柏一钱五分，秦皮二钱，潞党参三钱，黄芩三钱，白芍炭三钱，制大黄八分，白扁豆炒三钱，焦六曲三钱，生黄芪五钱，黑山栀三钱，银花五钱。

原方六剂，湿热渐清而愈，乃出院。

坚白谨按：凡戒烟之后患痢者，俗称"烟痢"或"烟漏"，比较难治。据病人云，病痢下赤白，日七八次，乃至十余次者，已八十余日矣，遍尝中西药剂无效。故依病之日程言，当属虚，且舌色又淡，更当属虚，未可峻攻。然合诸黄黏之苔及齿痛之证，则当属实，应清其湿热。故初诊时，但予攻补兼施之剂，及次日复诊，细询征象，并忆长沙谓暑证其脉弦细芤迟，今脉类此，是属湿热。舌色之淡，必因便

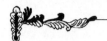
血过多之故，病人邪不解，是早用涩剂之故。乃决意用清热理湿之品为主，正气不足则用黄芪以扶正，以黄芪有排脓之功，痢乃肠之溃疡颇合，计前后服四方而痢证即痊。是治病盖可以不慎思明辨哉？

五、舍舌从病历参脉症案

病人李老太太，54 岁，籍贯湖北。诊治情形：出诊。1939 年 12 月 4 日初诊。

素有肝气心悸头眩宿恙，近日感受外寒，并受惊恐，引起宿恙，消化不良，脘腹作胀，胃痛乍寒乍热，大便涩滞，不思食，脉沉弦，苔结腻而满，拟平肝和胃行气止痛为治。

桂心（分冲）五分，炒白芍六钱，淡茱萸一钱，川雅连一钱二分，金铃子肉二钱，延胡一钱五分，生地八钱，桑叶二钱，蔻仁一钱，大腹皮三钱，苏梗三钱，灵磁石一两。

12 月 5 日复诊。

形寒已差，胃疼亦减，头昏眩，心动悸，喉间痰滞，便溏，脉弦小而结，苔已松，心阴不足，拟养血息风平肝。

归身四钱，朱砂六分，灵磁石一两，白蒺藜三钱，白芍三钱，川雅连五分，生地四钱，桑叶三钱，黄菊三钱，牛膝三钱，天麻三钱，首乌三钱，钩藤三钱，远志一钱。

12 月 7 日三诊。

心血不足，肝阳易亢，心悸头眩已减，夜寐不酣，目燥而痒，耳鸣，脉弦，苔糙边红，拟养血息风柔肝为治。

磁石一两，石决明一两，龙齿五钱，白蒺藜三钱，女贞子三钱，酸枣仁四钱，粉丹皮三钱，钩藤三钱，佛手一钱五分，香橼三钱，白芍六钱，生地八钱，牛膝三钱。

12 月 10 日四诊。

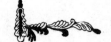

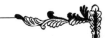

心血内亏，肝阳上亢，服养血息风之剂头眩心悸渐减，夜寐不酣，脉弦缓不匀，苔淡黏，质红，拟仍步前法加减。

归身三钱，枸杞二钱，生地八钱，牛膝三钱，胡麻一钱，天麻三钱，泽泻三钱，女贞子三钱，石决明一两，龙骨齿各三钱，阿胶三钱，白芍五钱，苁蓉三钱，法半夏三钱，鸡子黄二枚（搅分冲）。

坚白谨按：凡有肝胃之宿恙者，当分从肝与从胃而治，肝病多从热化，胃病多从寒化，其治不同，其证亦异，然肝病往往舌红而胃则否。弦脉虽为肝病，然沉弦在胃痛之证往往见之。（自此原文遗失，后文为编者补充）患者以感寒、受惊恐起病，初诊时以胃病及心悸头眩为主证。虽苔结腻而满，似湿邪阻滞或饮食积滞，但从病因惊恐而起，结合脉沉弦及素有肝气头眩病史，治疗以平肝和胃理气止痛为主。二诊后，苔已松，胃痛渐平，血虚肝旺明显，再拟养血息风平肝而收功。

杂病医案选

以下几则病案，有些是父亲学生所写，有些是在整理父亲遗物时发现的，虽记载简略，但也有独到之处，读后感颇有启发，故录于此。

一、淋巴肉瘤案二则

本文是父亲的学生张贻芳 20 世纪 60 年代所作。

淋巴肉瘤是一种难治之证，现代医学认为是癌症的一种，治疗时采用化疗及放疗等方法，其副作用较大，疗效不理想，黄老在多年行医中积累了宝贵的经验，在治疗淋巴肉瘤方面取得了一定疗效。现仅将我跟老师学习期间所见的二例报告如下。

病例一

萧某，女，32 岁，病历号 45718。初诊日期：1959 年 6 月 6 日。

病史：患者 1959 年 4 月，发现左锁骨上淋巴结肿大，有 4~5 个，如小拇指头大小至黄豆大小，中等硬度，无压痛。经活体组织检查证实为淋巴肉瘤。在肿瘤医院作淋巴结切除及深部 X 线照射治疗后，发现右腋窝淋巴结又肿大，疲乏，消瘦，头晕，脐周隐痛。舌苔薄白，脉小滑。

查体：左锁骨上行照射局部皮肤破溃，颌下淋巴结可触及 2~3 个，如蚕豆大小，不活动，无压痛，右腋窝淋巴结可触及 1 个，如黄豆大小。

西医诊断：淋巴肉瘤。

中医诊断：痰核、瘰疬。

辨证分型：肝郁气滞，痰阻经络。

治则：疏肝解郁，化痰软坚。

处方：柴胡一钱五分，白术三钱，白芍三钱，当归三钱，炙草一钱五分，茯苓三钱，丹皮三钱，黑山栀三钱，生牡蛎一两，贝母三钱，僵蚕三钱，海蛤壳四钱。

1959 年 7 月 13 日，服上方加减一月余，病情无发展，脉沉弦滑，舌质嫩苔薄白。再拟前法出入。

处方：柴胡二钱，白芍四钱，炒白术五钱，炒当归三钱，丹皮三钱，海带三钱，黑山栀三钱，僵蚕三钱，海藻三

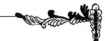

钱，昆布三钱，炒黄芩三钱，炒淮山药五钱。

粉剂：川贝，海蛤壳，海浮石，生牡蛎，白僵蚕，元参，各一两。共为细末，每服三钱，一日二次，用竹沥生姜水为饮服用。

1959年8月17日，腋下淋巴结缩小，继续用前法治疗。

处方：柴胡三钱，白芍八钱，白术五钱，当归五钱，丹皮三钱，茯苓五钱。

粉剂同前。

1959年9月14日，前后治疗约3个月，右腋下淋巴结消失。

五年后随访患者，情况良好，一直边服药，边工作，病情稳定无发展。

病例二

患者边某，男性，9岁，病历号119276。于1963年10月14日入院。

主诉：右肘上发现肿块36天。

病史：缘于1963年9月8日，其母给患儿换衣服时发现右肘上方有一栗子大小肿块，外观皮肤正常，无压痛。当即在301医院取活检证实为"淋巴肉瘤"。于1963年9月29日至10月11日行深部X线照射，因家属不同意化疗而来我院。

查体：体温37℃，舌质正常，脉缓滑，面色苍白，全身表浅淋巴结均有肿大，最大如栗子大小，小者黄豆大小，质地中等无压痛，与周围组织无粘连，心肺腹部无异常。

血涂片：中性杆状6%，中性分叶核54%，淋巴细胞30%，嗜酸细胞5%，单核细胞4%，异常淋巴细胞1%。骨

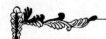

髓穿刺，大致正常骨髓象。

西医诊断：淋巴肉瘤。

中医诊断：痰核，瘰疬。

证候分析：该患结节布于双颌，颈侧，锁骨周围，两腋，鼠蹊部。中医认为上述部位乃少阳经脉循行部位，故属于肝胆二经之病。其因与气有关，气结于肝胆二经，肝气郁结，则木火内动，火烁津液留为痰核。

治则：疏肝解郁，化痰软坚。

处方：四逆散，加化痰软坚之品。

汤药：柴胡一钱五分，枳实一钱五分，白芍一钱五分，炙草一钱五分。

另服粉剂：川贝，海蛤壳，海浮石，生牡蛎，白僵蚕，元参，各一两。共为细末，每服一钱，一日三次。加服小金丹一日三次，每次一丸。

患者从 1963 年 10 月 15 日一直服上方，至 12 月末，体重增加 6 公斤，体温恢复正常，全身浅表淋巴结均有明显缩小。血中异常淋巴结细胞 1％～3％。1964 年 2 月出院。出院时血象 Hb 13.4g，WBC 8600，N 49％，L 40％，M 7％，未见异常淋巴细胞。

1964 年 7 月 27 日随访，自觉状况良好。血白细胞分类：N 34％，L 58％，M 5％，未见异常淋巴细胞。

通过以上病例来看，虽然病例不多，也没有证实达到完全治愈的境地，只是有一点苗头，现代医学领域中认为淋巴肉瘤是难治之证，这两个病例都经过较长一段时间观察，患者都未见任何恶化情况，因此体会到在伟大的祖国医学宝库中，确实有丰富的内容，有待我们努力发掘。

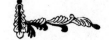

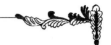

二、风湿关节炎案

——从理中汤加味治疗风湿关节炎体会到中医辨证论治的重要性

本文是父亲学生张贻芳所写。

陈某，男，42 岁，电工，于 1962 年 4 月 11 日入院。

病史：反复发烧 2 个月，体温在 38~39℃，伴有全身关节游走性疼痛，以膝、踝、腕关节为主，局部肿胀发热，关节喜温畏寒，劳累则痛剧，休息则痛缓，平素自汗多，动则心悸，头晕，口黏不苦而干，思热饮，常有鼻衄，食纳佳，大便溏，寐不酣，易疲倦，曾于校医院服阿斯匹林、水杨酸钠及醋酸考地松两个疗程，同时用过青霉素、链霉素、金霉素仍不满意，故转我院治疗。

查体：体温 36.5℃，精神软弱，面部微浮，肺部阴性，心尖部可闻及明显收缩期吹风样杂音，心律无异常，肝在剑下刚可触及。关节周围可见陈旧性淤斑，腕关节附近可摸到皮下结节，且有疼痛，关节活动有响声。

入院时血沉第一小时 37mm，第二小时 68mm，白细胞 11400/mm^3，中性 73%。

舌质如常，苔黄而腻，脉滑兼弦而缓，沉取无力。

西医诊断：风湿热，风湿性关节炎（活动期）。

中医辨证：关节疼痛，喜温畏寒，劳则病增，逸则缓解，病现虚象。加以兼见多汗、面浮、心慌、头晕诸症，虚象尤觉显然。或由宣发太过，日久正衰，脾阳虚弱，心火上浮；火浮则热，鼻衄，自汗，寐差。口干却喜热饮，再参脉舌，脉缓而沉取无力，属阳气不足之证，其脉弦滑苔黄而腻乃脾湿内阻之象，由脾虚运化不及所致，病在脾虚历节。

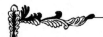

治以扶中固土，鼓舞肺脾阳气为主。

处方：用理中汤合玉屏风散为治。

党参三钱，炙草二钱，白术三钱，炮姜二钱，黄芪三钱，防风三钱。

治疗经过：

上药服 1 剂口黏明显减轻，头晕微减，余症同前，并见腰痛。原方又加川断，桑寄生，夜交藤。

续服 2 剂，关节疼痛好转，四肢肿胀、皮下结节、皮肤出血点均消失，口清爽，但仍有肢软无力，续服 8 剂，关节酸胀尽除，口黏虽微但未除，微有心悸，苔两侧薄黄微腻，脉弦滑，沉取较前有力。

续服 3 剂，一般情况良好，关节活动不受限制，劳累后有酸胀感，食纳佳，二便如常，出院。出院时血沉第一小时 11mm，第二小时 30mm，白细胞 5300/mm^3，中性 60%。

体会：中医治疗历节风之大法，多取疏风祛寒利湿或清热等方为主，其涉虚则参合补气行气，养血活血等药，一般效果良好。今本例取理中汤合玉屏风散为主方，这在治疗本病门中少见，而取得了比较满意的疗效。由此体会到治疗每个疾病有常法，有变法。其主要是在细致分析病情，不能墨守成法，"治病必求其本"，才能击中要害。

三、过敏性紫癜案

——从清热化湿法治愈过敏性紫癜谈到中医不能根据西医病名来定治法

中医学习西医知识，对疾病认识上是有很大帮助的，但两个不同的学术体系，切不可用西医诊断的病名来定中医的治疗法则。假如先将西医病名的成见印入脑中，则处方往往

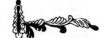

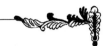

受到拘束，不能得到预期的疗效。例如，治疗紫癜，在中医的辨证施治上分表里虚实，大多不离血分论治，但下列过敏性紫癜病例是从清热化湿法的原则来用药，并没有从血分论治，却收到了预期的效果。其实例如下：

患者郭某，男，24 岁，清华大学机械系学生，病例号14380。

治疗时间：1957 年 5 月 21 日至 1957 年 7 月 31 日。

主诉：上腹部及膝腰关节痛半年余。

现病史：半年前下肢突发紫癜，并有全身关节酸痛及上腹部疼痛，曾在西医院皮肤科、血液科及变态反应科经皮内试验，认为系由过敏所致，为过敏性紫癜。予苯海拉明注射液治疗，3 个月前紫癜消退，但下腹部及关节痛仍未完全平复，尤以膝关节为主，口干引饮，而小便黄短，食谷衰少。舌苔黏腻，脉小弦。

西医诊断：过敏性紫癜。

中医诊断：肌衄。

证型：湿热内阻，热重于湿。

立法：清热化湿。

处方：四妙合猪苓汤加减。

制川朴，制苍术，陈皮，赤猪苓，川黄柏，黑山栀，黄芩，滑石，泽泻。

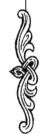

此后复诊 12 次，以本方为主，曾用生地、防己、木通、萆薢、杜仲、牛膝、苡仁等药出入，自 1957 年 5 月 21 日至 7 月 31 日共门诊 13 次，服药 44 剂，症状逐渐消除，初诊时对大米、玉米等均过敏，最后已能食鸡蛋、西红柿、西瓜等并无反应。

四、肝阳证案（旅碚医案选之一）

李先生，46岁，住火药局弄。

头眩甚剧，自觉身中有气攻窜，气之所至，便觉不舒，上至头巅，眩晕更甚，神躁失眠，经脉时掣，口苦，大便不调，胃口反佳，脉数大，苔薄。病已半年，更医十余，服药将二百帖。病是肝阳气火为患，急切不能奏效，先宜平肝泻火为治。方用：

羚羊尖、石决明、大生地、滁菊、嫩钩藤、珍珠母、茯神、龙骨齿、明天麻、酸枣仁、牛膝、苦丁茶、龙胆泻肝丸

本方服五剂，去龙胆泻肝丸、羚羊尖、苦丁茶，加冬桑叶、白蒺藜、生牡蛎，服十剂。后守息风潜阳，镇肝滋阴诸法，服药三十余剂，改用丸剂，四月始痊。

坚白谨按：本病不治，其传变当是中风，或精神病，所以急切不得奏效者，一因此为七情病，须以保养为主，二因此病须用阴药，但苦寒不可久服，而甘寒滋阴之品，力多不伟，不若温剂之有干姜、附子、硫磺、川椒等药，可以一呼而应也。

五、心悸案

王某，女，50岁。初诊日期：1973年11月16日。

患者4月前因注射青霉素后出现头晕、心悸，此后经常发作，稍一动作即触发，发作时脉搏可达160次/分，纳差，失眠，血压有时高至170/130mmHg，脉软而数，苔薄黏滞。

西医诊断：①神经官能症；②高血压病。

中医诊断：①心悸；②眩晕。

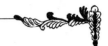

辨证分型：痰热内阻。

治则：清热化痰安神。

处方：法半夏一钱，陈皮一钱，炙草六分，茯苓二钱，竹茹二钱，枳壳一钱五分，生龙牡各三钱，制远志一钱，党参二钱，钩藤三钱，菊花二钱。3～6剂。水煎服。

二诊：1973年11月25日

纳食较好，阵发心悸未平，仍头晕失眠，脉软而数，舌苔薄微黄。仍拟前法化裁。

处方：制半夏一钱五分，陈皮八分，炙甘草一钱，茯苓一钱五分，竹茹一钱，枳壳八分，远志六分，炒枣仁一钱五分，生龙牡各一钱五分，淮小麦八钱，大枣四钱，生石决明五钱，太子参二钱，百合二钱。5～10剂。水煎服。

三诊：1973年11月30日。

失眠好转，纳谷较增，近日感冒，心悸较重，身有微热，体温37.5℃，自汗。风热表感，先拟疏风清热。

处方：杭菊一钱五分，桑叶一钱五分，杏仁一钱五分，连翘一钱五分，生草五分，银花一钱五分，前胡一钱五分，淮小麦五钱，大枣二枚，茯苓五钱，夜交藤二钱。3剂。水煎服。

四诊：1973年12月9日。

仍时有低热，阵发性心悸见轻，近日未发作，仅饭后有心慌，大便干，咽干，夜寐不安，翻身即感心慌出汗，憋气，进食后自觉不消化。

上方加煅龙牡各四钱，炒稻芽三钱。5剂。水煎服。

五诊：1974年1月6日。

服上药后心悸已止，头晕减轻，腹胀，大便干，小便黄，外痔发作疼痛，动作一下全身发酸发麻，自汗，易感

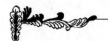

冒，夜寐欠安。再拟清热化痰养心安神法。

制半夏一钱五分，陈皮八分，炙甘草三钱，茯苓三钱，竹茹一钱，枳壳八分，远志六分，炒枣仁一钱五分，生龙牡各一钱五分，淮小麦一两，大枣四钱，生石决明五钱，太子参二钱，百合二钱，稻谷芽各三钱，火麻仁二钱。5~10 剂。水煎服。

经以上治疗阵发心悸已止，头晕、失眠亦大好转，再拟养心安神法调治。

沙参一钱，茯苓一钱，陈皮七分，枳壳七分，柏子仁一钱，枸杞子一钱，淮小麦一两，大枣二枚，炙甘草一钱五分，枣仁一钱，龙眼肉一钱，百合一钱，炙远志六分，生龙牡各一钱五分。5~10 剂。

经此方加减调理，症状完全缓解。

坤强谨按：此案患者因青霉素过敏后，常出现发作性头晕、心悸，日久不愈，心情十分紧张，整日卧床，不敢有大的动作，当时西医诊断为神经官能症。父亲用温胆汤加减治疗 2 月余，基本缓解。

温胆汤在临床应用非常广泛，父亲常用其治疗肠胃不和的失眠症，表现的症状是失眠梦多，胸膈不快，胃口较差。他认为很多所谓的神经衰弱症引起的失眠，不属于虚弱型的，首先要考虑到用温胆汤，不是大虚，肠胃不好的也要考虑用温胆汤，当然可以加一些党参、白术、枣仁、远志之类，如有心悸，加生龙牡。我用此方法治疗多例心悸、失眠等症，确实效果很好。

本病例的另一用药特点是用药量极轻，当时考虑患者神经十分紧张，对许多药物及事物非常敏感，故以轻剂取胜。

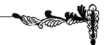

六、头痛案

病例一

刘某，1971 年诊治。

患者 15 年前曾患头痛，服养血平肝药 40 余剂后基本平复，近来每日下午又感头痛，左侧常痛，但右侧疼痛发作时较急重，夜寐多梦，有时失眠，脉弦滑而小，舌苔薄白。

西医诊断：神经性头痛。

中医诊断：头痛。

证型：血虚肝旺。

治则：养血平肝。

处方：当归三钱，白芍五钱，川芎一钱五分，生地六钱，菊花三钱，钩藤三钱，生蔓荆三钱，牛膝三钱，白芷三钱，珍珠母一两，生石决明一两，全蝎一钱五分。4 剂。

二诊：症状减而未除，睡眠差，上方去蔓荆、全蝎，加党参三钱，酸枣仁三钱，五味子三钱，服 6 剂而愈。

坤强谨按：父亲认为，治疗偏头痛，病程短的，可用川芎茶调散加减，如热重加清凉药，黄芩、元参、菊花，重则加石膏。如转成慢性，可视其属血虚或气虚，用四物汤或四君汤治本，再加祛风止痛药以治标，可选用白芷、藁本、蔓荆、川芎、钩藤、荆芥，有风的用防风、羌活；风热用薄荷、菊花、桑叶，热重的加石膏；严重的用细辛，止痛作用强。如血压低的，大多属气虚，用四君加黄芪。

我在临床中按此法治疗头痛，常可获良效。

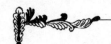

病例二

焦某，47，山西稷山，新绛泉掌公社，史家庄大队。初诊日期：1970 年 4 月 21 日。

病史：据述病起感冒，前头额剧痛，自觉恶寒甚，但不发热，自汗多，两腿软弱不能站立，胸堵不能食，便干尿黄，气喘，病已一月有半，用中西药治疗未效。来本院后，西医内科怀疑布氏杆菌病，血液检查阴性。脉沉滑，苔薄腻。

中医诊断：头痛。

证型：太阳少阴两感头痛。

治则；温经散寒。

处方：麻黄三钱，附子三钱，北细辛八分，炙甘草一钱五分，防风三钱，桂枝三钱，赤芍三钱，大枣五枚，生姜三钱。2 剂。

二诊：1970 年 4 月 25 日。恶寒头痛均减，原方去防风，加牛膝三钱。2 剂。

三诊：1970 年 4 月 27 日。恶寒已解，自汗减，腿软稍好，前额仍痛。

桂枝汤加牛膝三钱，附片三钱，调理而愈。

坤强谨按：麻黄细辛附子汤是治太阳少阴两感发病，后世医家如《医贯》《证治准绳》《十便良方》等书记载治疗头痛。本例患者以剧烈头痛为主诉，恶寒甚，不发热，脉沉均为寒证，故选用此方温经散寒，但因其自汗多，合用桂枝汤调和营卫。

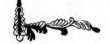

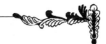

七、咳嗽案

孔某，7岁，男。初诊日期：1973年9月16日。

单声咳嗽，无痰，纳差，不喜饮，脉小滑数，苔淡。

中医诊断：咳嗽。

证型：肺气不宣。

治则：拟肃降法。

处方：桔梗八分，苦杏仁一钱五分，前胡一钱五分，炙百部一钱五分，炙甘草八分，陈皮一钱，炙紫菀一钱五分，芥穗一钱五分，牛蒡一钱五分。4剂。水煎服。

二诊：1973年9月20日。

咳不减，咽喉阻塞，脉小滑苔淡，拟宣解。

处方：银花三钱，连翘三钱，牛蒡三钱，芦根三钱，桔梗、炙甘草各七分，陈皮一钱，紫苏一钱五分，制川朴八分，射干六分。4剂。水煎服。

三诊：1973年9月24日。

咳减未平，静减动增，脉小苔薄，择食。

处方：银花二钱，连翘二钱，炒牛蒡一钱五分，芦根三钱，桔梗七分，炙甘草七分，紫苏一钱五分，法夏一钱五分，川朴八分，浙贝一钱五分，苦杏仁一钱五分。4剂。水煎服。

四诊：1973年9月28日。

白昼咳较平，夜仍咳，脉小苔薄白，谓西医诊为慢性咽炎，拟前法加减。

处方：川朴一钱五分，紫苏二钱，法夏一钱五分，茯苓二钱，生姜一钱五分，炒牛蒡二钱，桔梗七分，炙甘草七分，芦根三钱，苦杏仁一钱五分。4剂。水煎服。

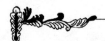

五诊：1973年10月12日。

咳嗽较平，停药复作，夜安昼甚。干咳无痰喉不痒，脉小滑，苔白腻。

处方：紫苏一钱五分，川朴一钱，茯苓二钱，炒干姜一钱，炙甘草一钱，桔梗六分，陈皮一钱，苦杏仁一钱，炒牛蒡一钱五分，制半夏一钱五分。4剂。水煎服。

六诊：1973年10月16日。

咳已微，要求根治。

处方：炙甘草一钱，炒干姜一钱，制半夏一钱五分，紫苏一钱五分，苦杏仁一钱五分，桔梗七分，陈皮一钱，炙百部一钱五分，制川朴八分。4剂。水煎服。

服此方四剂后而痊愈。

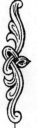

坤强谨按：此病例为一小儿患干咳无痰，用肃肺止咳利咽法取效。看似平常，记得父亲曾提起过这个病例，前四诊虽治而有效，但不明显，其关键在第五诊，加用干姜后，咳嗽明显减轻。原方中本有甘草，与干姜合用，即为甘草干姜汤，原是《金匮要略》中治疗肺痿之方，后人常用于治疗肺寒咳嗽，效果良佳。

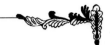

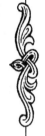

实用临证要语

这篇文章是有关医德和医生的修养问题，现今读来仍很有教益。从中也能看出父亲的为医之道。

（一）基行

临证者是将其已得之医学知识以实行诊断治病也。医学修养既至可以临证，则于各种医学学科，自是均已相当深造而娴熟，故凡一切临证知识应为逐次修习完备之功课。至于临证应知之事，亦甚繁多，学者应当循序渐进。业医世人多称为行道或为仁术，是言开业为医者之职责，故拯济为医者之宗旨。大医者食力谋生，固无异于百业，然其志则不在

富，当半以谋生，半以济世为旨。故讲临证学识之程序，自当以医德为始。且其中包括医生处己待人之事，亦临证学识范围以内，应知之知识也。

医者为人治病，其学识当丰富，当熟练，固然重要，而同时不可不谨守医德。医学医德一如车之两轮，若缺其一即不能载重而启行，且必倾覆。若学识尚未充实，而贸然临证者，仍属于医德有亏，守医德者既已临证，断无学识不足之虑。讲医德并非迂腐之谈，飘渺之言，亦非佛家轮回报应之说。其理甚浅，其事至要，盖不重医德而行医，与商家之不顾信义发售伪货者同一，不能维持永久。故欲求医道之行且久也，自不可不先注重医道，此犹建屋者必求其基础牢固坚实，方可保持永久。其有不重视医道，而专从机巧上钩心斗角者，虽可获名利于一时，但其倾覆必不在远，且祸患亦将随之。此譬如，社会动荡之时，临时建筑竹编泥敷之房屋，其外表虽可饰成貌似洋房，然必不能久经风雨之侵。故欲成良医，必恃医德，医德者，实万世颠扑不破成功之秘诀也。关于医德之细行节目甚多，兹特条举若干则于后，俾学者明所指归，总之，医不忌仁，斯为得之。

1.待病人病家以诚。

2.对病人病家宜有同情心，如家人父母兄弟姐妹。

3.治病当负责。

4.药而不效，当仔细检讨其原因，静心研究其病理，参考前人治法，并请益师友，切忌刚愎自用。

5.病重治无把握，当介绍专门长于此科之医师诊之。

6.勿专以名利为重要而计较得失。

7.勿以机巧欺愚病家。

8.勿扬病人之隐秘。

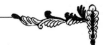

9. 勿以技术上之便利贪私利而犯公法。

10. 勿因游玩之事耽误病人。

11. 勿使病家虚耗无谓之费用。

12. 诊余有暇，当规定时间，静心研究，并多读有益身心之书。

13. 勿拘守成法，当勤于研究，务期有所发明，有所贡献。

14. 诊余有暇应从事运动，以调节身心，增进自身健康，并可避免不正当之娱乐。

15. 于收费病人外，当匀出一部分精力为贫民义诊，借为地方服务。

16. 勿轻视前辈，勿诽谤同道，于学术问题虽可责难辩论，当仁不让，但不可有讥讽、谩骂之行为。

17. 才愈高，心愈虚，毋自满，毋自骄，毋盛气凌人，当虚怀若谷。

上列诸端倘能谨守勿失，信仰者自必日众，就诊者亦必日多。唯心直行事公正，意外之挫折，旁人之诽谤，仍或不免，但此为偶然之事，或因功夫未深所致，吾人不可自怨自艾，弃其已成之功。更当平心静气，愈宽宏大量，则诸般愤懑以及威胁侮辱自能云消雾散。然必涵养功夫深方能臻此，故吾人当于此致焉。

（二）修养

医为专门学科，对于物理、化学、解剖、细菌、生理、病理、药物、方剂、诊断、治疗等基本学识，固当熟悉深谙，然做人之基本学问，尤不可不讲求焉。

因无做人之基本学问，非但不可为医，且不可做人，此

做人之基本学问，所以尤重于医学之基本功夫也。做人之基本学问，为何做人，何以必须有此学问，其学之之法又何如，兹特略述如下。

世间无论何种学问，在今日之所知者，均系得自前人之经验，不论书本之记载或师傅之传授，其所得者有限。而世界进化日新月异，吾人应知之知识亦无穷尽，徒恃书本之所载与师傅之所授；将有时感无法应付之叹。吾人若欲应付此无穷之事变端，在乎理明智强，唯理明则然后可以应万变之变，此其一。理明知事之所以然与所当然，由此可以明辨是非，知循做人之正道，而行正义，而为正道。为人生之正路正义，为处事之标准，有正路必有歧路，有正义必有奸邪。正路歧路，正义奸邪亦不可人云亦云，当知其所以然与所当然。必明澈道义，确定宗旨，始能甘愿行之而不惑，泰然处之而不迁。行为动作处处合乎道义，则可俯仰无愧于心，此其二。理不明则智不足以应万变，即其智足以应万变而不明知道义，亦浑浑噩噩做人漫无目的。（此处遗失一段，故不接续）

然而耐劳不过为做人应有美德之一点，其尤要者，则为明道义。虽耐劳之功夫已达至境，而迹其所为乃损人利己之事，如是之人何足称道，且必为人人所唾弃。明乎此，则吾人治医必先向学，并宜静心修养，充足其智能以明事理，涵养其天性，培养其正气，使其动作合乎道义，如是始可尽此仁术之职而无愧耳。关于德性之修养非片言可尽，总之宜多读书，多学习，自能臻乎至境，兹再收有关医生临证学养者胪列数则以结本章。

1. 宜庄重：庄谓庄严，重谓持重。医生治病有关人之生命，临证如临大敌，自必庄严其貌，持重其行，方能得人信

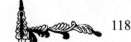

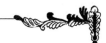

托。又医者言语之嘱咐，原望病家一一照行，不然即有碍治疗。若同一语言，以庄重态度出之，病家自能郑重其事，遵而行之。庄严之反面为轻率，即俗语所谓马虎，若以轻率马虎之态度嘱咐病家，无异暗示不关重要，则病家或随闻随忘，或贪当时之便利，而不顾遵守，其弊害甚大。所以临证时，不得不出以庄严与持重也，但庄重与冷酷及傲慢不同，冷酷谓不热心，傲慢即俗语所谓搭架子，故吾人宜庄重，切忌冷酷傲慢。

2. 宜温和：温为温柔，亦即温暖，谓心热也，和为和善，谓慈爱也。病人因病而受痛苦，耗资财。凡人遭遇逆境，其心境自是恶劣，蕴于中者，必形于外，其现躁急烦闷等表情，乃当然之事。甚或因望愈心切，而发生责怪医生之事情亦所不免，然而医家值此，不可误会，并宜谅解。此乃属于疾病关系，因病人对于医家不但本心毫无恶意，且多认医者为知己，故切不可与之计较。当耐心和善劝喻开导，病者必感宽慰，愉快心理影响于病理者甚大，病必随之减轻，是亦医生治病之一法。故医家对于贫富病人必具有温柔之热肠，和善之态度，宽大之胸怀，始能称职，然温和非阿谀或卑恭，此学者所当明辨者也。

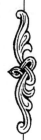

3. 宜敬事：敬谓恭敬，敬出于心而恭现于貌，敬事谓慎重其事而不疏忽，即俗语所谓一本正经，事体当事体做也。敬在于心，并不在于貌，敬指事言，非指人言，敬事之反面为疏忽，治病为何等重要之事，岂可稍存玩忽之心乎。

4. 镇静：镇静者系定而不乱，从容处置而不慌张之谓。病家有常识者少，家人有病或漫不经意，或张惶失措。漫不经意者，以为轻浅之疾，可不药而愈，不足为患，今就医已属逾分之小心，而看护调养诸事必不甚注意；其张皇失措

者，以为病之退一步是愈，进一步是不起，故病人每有其病不起之恐怖心理，此种情形原不关乎病证之轻重，而关乎病人之主观观念。医者遇此等病人，视其病势之轻重，告以调养之方法，以及转归预后等。若病势严重，其转归预后不良者，当婉转言告。其主事之人且不可张皇慌乱，因病家无常识，以医者之言行决病之吉凶。若医者先自张皇慌乱，无异授病家以病情危险之暗示，病人受此暗示，病势可以转重，病家受此暗示，则举止更形失措。于是步骤见乱，中医西医、草药单方、巫卜僧道杂糅并进，漫无主张，不特于病者无益有损，且徒耗资财精力，而使健康者亦因忧愁疲劳而致病，其弊害之大，实不胜言。若具有常识之病家，对此不镇静之医生甚少信仰。故医生虽遇病势严重危急，当从容应付，审慎而不慌张，方可谓治大病愈危证之能手。

5. 宜耐烦：医为起死回生夺天造化之事，岂能坐享其成。大医鬼斧神工之技巧，立起沉疴之学识，必先下艰苦之功夫而后有卓绝之成功，受百世之推崇，非偶然事也。我辈后生不可不勤奋耐烦，以求进境，前人已述陈言，俯拾即是，不足奇也。轻浅之病，人人能治不足道也，吾人当发见前人未言之理，当求能愈疑难复杂不易见功之病，而后可以有心得有建树，此皆得之于勤奋耐烦之精神，作者愿与同道共勉之。

6. 宜核实：治学宜有根据，处处脚踏实地，不可徒逞臆说，而以医学为尤然。有根据始能有定见，有定见则不为病情所惑，庶可放胆用药而无游移，夫臆说近于虚妄，理想尚待证明，均非可贸然也。

7. 宜慎言：医生对于病人发言最宜慎重，因医生之言为病家所信仰，并欲其遵守。若未经考虑，信口发言，必致前

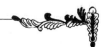

后矛盾，何能见信于人，何能令人遵守？例如，发热病人来就诊时，问此为何病，当然不能即刻答之，必俟诊断完毕，根据诊断所知，然后告其为感冒，或为伤寒，或为疟疾等病名，否则初谓伤寒，继谓感冒，岂非自相矛盾乎？其他关于疾病上诸事，无论病证治法、转归预后、看护饮食宜忌等事，均应根据所学慎重考虑而后言之。

8. 宜守时：医为自由职业，世俗谓医生最为自由，其实医生最不自由，如在规定之门诊时间内来就诊，医生未在即为失信，如遇远道及急诊病人则问题尤为严重。又出诊于约定时间不能到达亦属非宜。故为医者于规定时间最好能准时而到，唯因诊病迁延，自不能说，只有约迟而到早，方不致误事。

9. 宜心神专一：心神专一则神不外弛，神不外弛则治事明敏，对于病证细微隐曲均能见到，察可当机立断，用药可丝丝入扣。然而俗事缠扰，人所难免，但于治病时总宜暂时排遣，即有万不能已之事，可预先妥为安排，然后应诊。总之，吾人于诊病时必须无一毫杂念，方能达成任务。

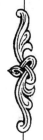

10. 宜胆大心细：胆大心小为孙真人之名言，治病心细方能烛隐鉴微，胆大方能药到病除。若稍一粗心，即受病情之欺；稍一胆小，即错过用药机会。当用重药而不用，是胆小也；应用之药不用或证候曲折处未曾见到，是粗心也。胆小不能奏大功，心粗必至肇巨祸。胆固宜大，然学识未到，便成妄医；心固宜细，若畏首畏尾，便成庸医。两者不能相离，业医者三复斯名言。

上述十条均属临证应知之事，皆由修养而成，修养功夫大有浅深，吾人必勉力于修养，进得一分是一分，始可期其有成。

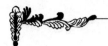

肿胀漫谈

本文为父亲所写讲稿，结合对肝硬变及肾病的研究从中医的角度对水肿与鼓胀的病因病机治法进行阐述，小标题是我后加的。

（一）古人论肿胀

肿属水，胀属气，胀可不兼肿，肿则多兼胀。古人往往以肿胀合论，殆指以肿为主之症。

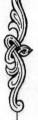

肿胀之症，以今日临证所见，有肝肾之分，两者异源，衡诸古人病名，颇难为之厘然划分归属。以症状言，身肿以肾病为多，腹胀大以肝病为多，然肾病而兼腹胀大者，亦比比皆是。考古人病名，《灵枢》有水与肤胀、鼓胀、肠覃、石瘕、石水诸名。水与肤胀，似属肾病，鼓胀则类肝病，石水之症，为肾脉微大，起脐以下至少腹，垂垂然，上至胃脘，死不治，亦颇类肝病。肠覃、石瘕两症，其辨在经停经行，属妇科疾病，如卵巢、子宫肿瘤或卵巢水肿之类，宜应别论。《金匮》所列水气病有五，风水脉浮，身疼恶风，面目肿大，有热，目窠微肿如卧起之状，其颈脉动，时时咳，按其手足上凹而不起，似属急性发作之肾病；皮水，胕肿腹如鼓，肝肾病均可见之，然防己茯苓汤之治皮水，如四肢肿，水气在皮肤，四肢聂聂动，当属肾病为是。正水但云脉沉迟，外症自喘，石水但云脉沉，外症腹满而不喘，两者惜乎列症不详，并未附专方，难以探讨，欲求强解，则失之

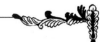

凿。然《诸病源候论》有石水候，其症为水气停聚结在脐间，小腹肿大如石，故云石水，其候引胁下肿痛而不喘是也，详其证候颇似肝病。殆石水为古代对单腹胀之通称，《千金》亦有治膀胱石水，四肢瘦腹肿方（桑白皮、谷白皮、泽漆叶、大豆、防己、射干、白术）亦此类。

黄汗身肿而冷，状如周痹，胸中窒，不能食，反聚痛，暮躁不得眠，脉沉迟，身发热，胸满四肢头面肿，状如风水，汗沾衣，色正黄如柏汁。经文未言身目为黄，而有特殊之黄汗，《金匮》别有疸病篇，不隶于彼而隶此，此当非指疸病，且久久身甲错，热不已，必生恶疮，亦非疸病所固有。一如经之所言之症，而未知属何病，详其证候亦湿证耳。经文别有里水条，谓一身面目黄肿，其脉沉，小便不利，颇似肝病，然脉经里水作皮水，黄肿作洪肿，则不属肝病类。后人所谓腹胀、蜘蛛鼓等名，则颇近似肝病矣，今日所能言者，只此而已。欲求中西医病名等同，颇感枘凿。

（二）水与鼓之异同

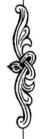

水不同于鼓，两者异源，其治也异中有同，同中有异。可以利尿、逐水、行气、温阳与其清湿热、补脾胃、忌盐等，此两者所同也。而逐瘀之法，则为治鼓所独有，水病未尝用之；汗法则多用于水病，鼓症则偶或用之。临证所见，水与鼓之别，除肿位有异外，水病多面㿠白，唇淡，肤色光泽，而鼓症则多面黧唇黯，肤色不泽，腹有青筋，身有瘀点，舌有绀斑，胁有痞块，喻氏所谓癥积为鼓症之根。据此审之，则水病其要在肺脾肾，而鼓症其要在肝脾肾。《内经》所谓平治以权衡，去菀陈莝，开鬼门，洁净府，两者虽均可施之，而开鬼门少用于鼓症，去菀陈莝虽多用于鼓症之急迫

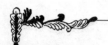

者，而水病亦偶或用之，然经文未及行瘀之治，三法当指水病之治欤。

（三）水病病机及治要

水病之为患者水，肺主气化，以通调水道，肾为胃关，主二便，脾失健运则水湿内留，故水病多责诸脾肺肾。论其治法，在上则为肺失肃降，水溢高原，实则以越婢发之，虚则以麦门冬煎以清之；在中则以胃苓汤行气利尿，虚则以实脾饮温中消肿；在下实则大分清饮以排水，虚则用肾气丸法温肾以行水，此其大要也。然病多错综复杂，以病位言，有脾肺同治者，如防己茯苓汤法，有脾肾同治者，如导水茯苓法，此但言病位，未分虚实之例。然论病因则有寒有热，有虚有实。同为实也，有水胜者，有气胜者；同为虚也，有阴虚者，有阳虚者，有阴阳并虚者之异，故病之变化，不可胜数。古方虽多，举其要而已。当知复方配合加减使用，方能应变于无穷。

（四）鼓胀病机及治要

鼓胀成因与外候，除水胀外以瘀血著，罕用汗剂，故言其要在肝脾肾。肝脾两者密切相关，理论如此，临证所见，亦无不如此，自易理解。然病变血水互结，其成因若何？经典文献固简奥不易解，而后人所言，亦觉尚难畅晓，如丹溪略谓"脾土之阴受伤，清浊相混，隧道壅塞，气浊血瘀，郁而为热，热留日久，气化成湿，湿热相生，遂成胀满。"其言似谓脾运失职，致成血水互结。然癥积为鼓之根，尚难理解。喻氏亦只言其然，而未言其所以然。意者，初病邪郁于肝，发为胁痛，肝郁则脾滞，乃并现消化窒塞诸证，此肝病

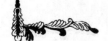

初起所常见者也。其迁延日久，病逆自气入营，由经入络，络脉不通，隧道壅阻，积聚乃成，症见胁下癥块较坚，而脾气不畅，腹中胀满。日久不愈，隧道壅阻益甚，血郁不得畅行，或不循常道而溢，如外见瘀点、青筋、舌黯、衄血等等，其时一则因隧道之郁阻而生热，热蒸生湿，湿聚成水；再则因脾滞失运，水液不循常道而出，两者相合，水势遂盛，留于脏腑之外，募原肌肉之间而成鼓症。若日久正气衰惫，则耗其真元，乃伤及肾，故谓鼓症之要，其在肝脾肾。以上论断，系据外候，外候有瘀血之征，故谓其治在血，利水每取马鞭草、刘寄奴、菴藺子、泽兰草之属，以及利尿剂中参入桃仁、红花、三棱、莪术等行瘀之法。其有但攻水者，乃急则治其标也。

（五）腹水治法

治腹水之方亦多矣，要之约可分为四类：

（1）利尿：如五皮饮之属，此则用于轻证稳妥而有效。今日发现半边莲之类，当亦属此。其兼有膈水者，则兼泻膈，如五子五皮饮之类是也。

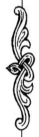

（2）攻下：如十枣丸之类，其药要如芫花、大戟、甘遂、巴豆、续随、牵牛之类，常用为丸散，此等药物其力较峻，而牵牛则稍为缓和，近时所用龙须草之类当亦属此类。攻可用于体不甚虚，而有大量腹水者，又多配以扶正之汤药，所谓攻补兼施，盖腹水病者多正虚邪实。

（3）扶正利水，此类又可分之为三：

①温阳利水，如实脾饮之类；

②补肾利水，如济生肾气法；

③养阴利水，如通关丸法。

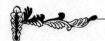

扶正利水虽较王道，但病重，水势滔天者则效果渺茫不甚可恃。

（4）活血利水：如古下血汤。

此外尚有宣发之剂，亦当属治水者，以腹水用之较罕，故未计及。

以上四法析之，不外利尿、行气、泄水、温阳、扶正、养阴、清热、化湿诸法，因证情之不同，参合运用，遂致是方剂之多，不可胜记。

鼓胀宜攻忌攻，名家亦多聚讼！禁攻者如朱丹溪、赵养葵等，朱氏之旨以补脾养肺以制木，滋肾水以制火，若急于作效，喜行利药以求一时之快，其肿愈甚，真气伤矣，去死不远；赵氏则以济生肾气、参芪四君为治。主攻者如徐灵胎，怀抱奇等，徐氏谓胀满之为害，即属正虚，终属邪实，古人慎用补法，……胀满必有有形之物，宜缓缓下之；怀氏谓，除老人之病及肾元亏损者，当以济生肾气之属外，余则当攻其水而后补之。窃意本病水势盛时，是否当攻，仍当视病情，若能扶正行气，活血利尿以取效，孰不乐而为之。若施之无效，则不得不暂行攻下，以济眉急，自小剂察其效果以增，攻之势缓，续以补益，水退正安，亦大是好事。然亦有攻之增胀，而水势不减者，攻之亦徒然，自觉踌躇。至若补益，虽平稳从事，倘有实效，则病者医者皆大欢喜，何乐不为。然水势盛时，患者往往迫不及待，颇难以之王道，无近功慰之。总之，鼓胀古来视为难证，况晚期正气衰残，逆证迭见，吾人明知其不可为而为之，思觅得一线生路，以利患者，无他奢望，若必以成败论事，罪故无可辞。

对鼓胀攻补兼施，思以二丑，甚或甘遂、大戟之属，辅白蜜以下之，以未得良蜜，未果，不识有效否？

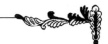

水肿不同于鼓胀，肿胀多可缓缓图治，非万不得已时，不可攻水；鼓胀若体实者，可攻补兼施图之。

鼓胀之脉忌微虚大浮弦空数，苟小而沉候不衰，有神则无妨。

前论鼓胀责诸肝脾肾，以临证所见有行气利水无效而参以活血之品而得效者，事实故如是也。

读书漫谈之一

本文是 20 世纪 60 年代给中医研究院第一届研究生班讲课的讲稿。

同学们在研究班毕业后，已经学过了经典著作、基础课、临床课，掌握了运用中医的四诊八纲来治病。现阶段做临床工作为主，由理论到实践，目下应在已获得的中医知识的基础上进一步巩固，充实和提高，以适应临床工作的需要，也就是实际工作的要求。从这一角度提出，要求精读下列书籍：《诊断学讲义》《药物学讲义》《方剂学讲义》《简明中医内科学》《温热论》、叶氏《幼科要略》。虽非经典著作，但要求精读。

以上各书要求精读而熟记，精读到如何程度？记住其理法方药等，并彻底理解其意义，离开书本，在临床上能熟练运用。如药物，知其性味归经、在何种情况下应用本药、与某药配合能发生某一种作用、在何种情况下忌用、合上某种可抵消其副作用、取某有效部分而应用之以及用量等。又如某病由某种因素所致，其传变如何？其预后如何？可分为几

127

型？根据什么？各类型有哪些方剂？等等。离开书，看到病完全能结合上去。

其记忆方法，或重要处作好笔记，便于反复复习；或诊过此病后再复习一遍，体会一番；或制好表格，以便复习。总之经过一番劳动，便能加强一分印象，要求精读的程度是熟而彻底理解。

采取上列诸书为临床基础，其理由如下。

①诸书为综合前人学说而折衷之，无偏颇之弊。

②所收方剂以切用为依归。

③内容虽较简略，而各科粗备，且切临床应用。份量不太多，容易于短期内熟记。正合于作为基础书，不足应用可逐渐扩充。

④辞句浅明，不致含糊不清，容易理解，可以脚踏实地地学。

⑤专业学习忌东翻西阅，无固定书籍，结果泛而不精，印象模糊，故应选定一书为基础，不足再充实之。

以上诸书，在诊疗中不够应用时或有疑义时，当首先阅参下列诸书，仍未解决时再参阅其他书籍。

①《四诊抉微》（查阅及熟记讲义中未备者）。

②《本草纲目》或药物词典（对某药了解有疑义时追查之）。

③《成方切用》《金鉴删补名医方论》（讲义中未备之方剂或解释尚未了解者可查阅）。

④《类症治裁》《温热经纬》《温病条辨》（《简明中医内科学》不足应用时翻阅之）。

⑤《清代名医医案精华》《丁甘仁医案》（临床遇有病案难分析时，或治疗有困难时查阅之）。

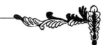

读书方法：

①学习精读书不敷应用时，或有疑义时，当然可以问，但书在手头，则翻阅较为方便，且经过翻阅印象较深。

②无论从书上查得，自己体会所得，或询问所得，将新获得之内容均附于熟记书中，篇幅不够，附纸，或另备手册，依精读书次序，分门记之，这样陆续累积充实提高，以后学识及经验愈多，办法亦愈多矣。

③以上书籍查阅后仍不能解决时，可查阅其他书籍。

④指定先查阅上列书籍者，因诸书比较切用，专门翻阅一种书容易熟悉，且可节省时间。

⑤以上书籍并非我完全所常翻阅者，因过去《四诊抉微》《成方切用》等书罕见，较我所翻者为优，故介绍之。如读时有疑问，可提出讨论，如见有更好参阅之书，我未见到或想到者，请提出可参考。

以上熟记书要求为期一年至一年半完成，完成后可作研究中医工作（这是第二步工作）。但各人具体情况不同，不可能做到时，尽可延长，再下第二步功夫不迟。但毕竟完成第一步功夫，再开始第二步功夫为要。第一步功夫完成的好，完全可以用科学的方法来做中医研究，但欲有所创造发明，成为有高深理论的中医，成为新医学学派，则须完成第二步功夫。

在边临床边学习的情况下，经过一年多的实践，对中医所指疾病的客观概括有所了解，对做中医研究工作是非常有利的。因医学以客观病证为依据，有临床经验，然后再读古代医书，对书本是否切于实际知所取舍，所以第一步功夫并非白花，而是必要的。古书与事实不符时，当服从事实，不能厚古薄今，不能以《内经》《难经》为金科玉律。但目下

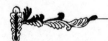

恐读书未多，经验不够，应先存疑，不能轻易否定，应有充分的根据时，再下结论。

在第一步功夫完成以后，虽具有一定的临床学识和经验，但为了更精深地研究中医，当重新练基本功。中医的基本知识结构为：古典文学、医药知识（包括生理学、病理学、诊断学、药物学、方剂学）、科学常识（包括天文、地理、动物、植物、矿物等）。

古典文学最高点要求能通易经，这是有困难的，但最低要求翻字典能看懂古典经典著作。既是研究，不能依赖注释，当有自己的见解，因此，没有古典文学基础，就无法理解文献，若基础过差，当适当补习。

所谓中医的生理、病理、诊断、方剂等，古人盖无系统著作，多混合立论，研究方法自上而下，由古及今，由《内经》《难经》《伤寒》《金匮》《脉经》《肘后》《诸病源候论》《千金》《外台》，两宋、金元、明清、民国以至近人著作，最后可以各人专业而选攻一门。

药物则自成一系，其学习方法亦复自古及今。

在开始练基本功之前，对各代名医的时代、地域、地位、环境、师承等，应先有概念，然后能知其学说之特点。因此，在未研究这些书以前，应熟悉一下中国医学史。

此外，在每读一部书以前，应先了解一下本书的轮廓，该书在中医界中影响如何？这有很大帮助，因中医著作浩如烟海，尤其是唐宋以后著作甚多，无法全读，且很多但剿袭陈言，无所发明，亦可以不读。当精读权威著作，涉猎一般书，这要先看该书的有关序文及凡例，会有一定的帮助。但读一下前人对著作的评论也很有益处，这必须是中肯一些的评论。据我所知，现在看得到的有《中国医籍考》《中国医

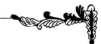

学大辞典》，另外《冷庐医话》也很值得一读。

读第一部医书（如《内经》）时，当记住其中的生理、病理、诊断、治疗等方面的内容，做好笔记，记心得，记疑问，并为之分类，编目，主要是便于复习，便于查阅。读第二部书（如《难经》）时，有采集《内经》者，有异于《内经》者，有《内经》所无者，当记其异者，新发明者，仍做好笔记，分类，写心得等。如此逐步前进，中医书虽多，很多采集前人旧说复述者，但注意其少数不同处，不必再费功夫钻研矣。《伤寒》《金匮》注释亦然，读经典著作，应先尽读原文后再详注释，自己见解，不必为前人所传缚定。这样由古而今某种论点，始于某先贤所创，能清楚了解，部分书只须涉猎一过，即可知其大概，至于将来执笔引用前哲论点，当取其第一手。

后书引用前书，不必尽属体会、心得；而后人新出论点，或与前人有所差异，即为本人心得发明，但亦不必完全正确，这全在自己体会。

古书应读几遍，不能硬性规定，因精力、集中力、理解力、古书本身有难易等差别，总之应搞清搞透。对无法解决的问题，亦应记出疑问，才能读第二部，不能含糊了事。

读书漫谈之二

读书须有方法，得其法可事半功倍，否则事倍功半。所谓师者，亦不过辅导读书方法而已，此中片言所得，亦从教训中来。

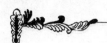

老师经验绝大多数由书本及继承中来，个人经验心得占绝少部分，故应以读书方法为主。至于个人经验心得均散在各科中，若系统讲课，每亦忽其心得，此不宜于临证医师为对象。若单纯谈心得，无实际题材，颇难触类引发，欲学点滴经验，是以临证较为合适。

读书最贵了悟，一语了悟，应用于临证，便可终身受用不穷。

读书当求透彻，透彻方能应用而不惑，故务其透彻。西医固有助于提高，但毕竟为两个系统。而唯物辩证法对中医有莫大之助，当深为寻求，余病未能，当共勉焉。

读书方法有五，看、读、写、作、背，其轻重不同，应适当安排，同时并进。

读书首贵理解，其重要原则，背之何为？当熟记无忘，一也。数数读之，理解可更深，二也。要求背诵即属此意，苟能熟记不忘，自不必求死读书，至工具口诀之熟记，当属另一意义。

读基本书，当求深透娴熟，反复精读，或一一记住其法则，或为之分析归纳，必达到深透娴熟，再读他书，切不可食多勿得，好高骛远。

读书当由约而博，由博返约，成为己物，应用自如。研究专科，当自上而下，撷其精华，可有条不紊。

读书当略明医史，医有道、佛，理辞融入医中。刘、张、李、朱，各有派别，学者师承，生有先后，均与医道有关，不可不知。其次在每读一书，当先明其书之评价，然后读其有关序文及凡例，可知明其大概，然后读其正文。

一书读后，可自作目录索引，其有用处或划成图表，或作出标记，作出系统笔记，或作分类笔记，以便日后复习。

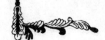

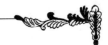

前人所有心得未必全属可靠，当凭事实，随时摘出其可疑之点，遇疑而不解者，参考他书，仍有所未明，则质之于师友

读书当先按本人情况定计划大纲，经若干时期实践，进行总结，或因条件改变，随时修订。

医药漫谈

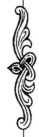

中医用药不以细菌为对象，而以证候为依据，至同等之证候，尤有体质、时令、地域、习惯等之不同，用药互有出入。此为中医精妙可贵之点，实具深意，颇当索究。余自抗战故乡沦陷，避地碚都山城，雾气特甚，每苦湿邪为患，用药多偏刚燥。又因川地平日习惯多喜辛辣厚味，食必佐以姜椒芥辣。其烟酒等嗜好之品亦特取浓厚，饮则嗜乾酒大曲，吸则土产雪茄烟叶，较诸杭嘉苏湖之嗜绍兴黄酒与福建皮焦而不敢沾辛辣者自迥乎不同。惟其日常受辛温厚味之刺激已成习惯，一旦罹病投以辛温之品，自非增重其药物量不为功也。故在巴蜀用药，发散以麻桂羌辛，温燥以椒姜附萸，均为日常习用之剂，且倍重其量，不若苏杭视此为不常用之品，量亦远不若是之重也。此均为处地习惯之不同，用药当异之例，吾人易地行道所当致意焉。

后世医药分家，医不备药，病者恒求诸市，市肆备药，不必尽同典籍记载，此亦为吾人所当知之。实例如：佩兰叶之与省头草，旋覆花之与金沸草，瓜蒌之与栝蒌，据典籍所载均为一物之异名然。今日药肆所售佩兰叶为叶，省头草为

基；旋覆花为花，金沸草为草；瓜蒌之与栝楼，在江浙则显系两物，川地则不知有栝楼也。又如龙胆草与威灵仙均以其根入药，而川省药肆则仅备其枝叶，效力渺小实不堪用。又如破故纸为补骨脂之别名，在川地写方必书补骨脂始可得之，不然，写破故纸则予木蝴蝶矣。诸如此类，不见于本草记载，其出入颇多，吾人对于实际情形自不可不熟知其情。

1946 年 9 月 27 日写于汉口

饮食宜忌

我们日常依靠饮料和食物来维持生命，饮食是人体活力的来源。饮食不单是疗饥解渴，并且具有性味功能，因此饮食品和药物一样，适当的可以治疗疾病，不适当的可以增加疾病。例如人体需要脂肪时，服后可以使人丰腴，若肠胃有病时，吃脂肪反使消化不良。尤其是以动植物为主的中药，例如，赤豆、梨、羊肉、马齿苋等，很多食物与药物很难分开。《内经》说："辛散、酸收、甘缓、苦坚、咸软，毒药攻邪。"（《素问·藏气法时论》）所谓毒药是包括金、石、草、木、鱼、虫、鸟、兽之类一切攻病的药物，饮食品也应该在其内。其次在疾病中不能离开营养，但病人的营养必须有选择性。《内经》说："五谷为养，五果为助，五畜为益，五菜为充。气味合而取之，以补益精气。"（《素问·藏气法时论》）营养应该与药物配合治疗，古人早有明确的指示。因此，医护人员熟悉各种饮食的性味功用，以便掌握病情予病员以适当的饮食，这是十分必要的。

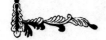

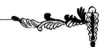

某种病适宜或禁忌哪些饮食，以及某种饮食品宜于哪些病或不利于哪些病，在各科治疗学上和本草学上都有说明，内容非常丰富，一般总的原则应当先有一个概念，这里分别介绍于下。

（1）饮食品的基本要求：饮食品不单是只求味美，同时对于清洁、新鲜、温热（一般的主副食）、形式、颜色、香气等各方面也都应讲究，并且多种多样的时时更换口味，使病员能引起食欲，这些都是对饮食品普遍性的要求。

（2）察病员对饮食品的好恶：饮食是为了营养，某种食物具有何等营养价值，这在科学上自有定论。但给病员饮食，不能忽略习惯或秉赋特异这一点。例如牛奶是众所周知的富有营养价值的食品，但也有人吃了感觉不舒适，甚至引起泄泻或恶心，这就不能教条式地勉强劝病员吃。对于各种主食品也有同样情况，例如面粉较大米含蛋白质高，从营养来说两者应稍有差别，但对病人好恶说来往往有显著的不同，有些病员吃米饭很舒适但对面食则感到不习惯，而另一部分病员又感到吃米饭不舒适，而非常欢迎面食。在副食品方面，这些差别那就更大。因此，在疾病期间，除病员应该禁忌的食品外（如痰饮病人忌肥浓，热症忌辛辣等），其余无关禁忌的食品，应当以适合病员习惯爱好为原则。

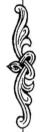

（3）察病员消化强弱：病员因病而消化较差，同时因病而需要卧床休养，减少运动，因此极大部分病员需要容易消化的饮食，尤其是脾胃较弱的病员和患急性病初愈的病员，更应采取少吃多餐的方式来给予饮食。

某一种病证应吃或应忌什么饮食，这是根据中医基本理论规定的，也就是根据饮食品的性味功用，结合病情来决定的。中医师诊病后，对病人的饮食宜忌即做出原则性的嘱咐，例如忌"生冷""油腻"等，这样原则性的交代，可以节省很多时间。至于"生冷""油腻"等包括了哪些饮食品，今分别举例介绍如下。

（1）油腻：主要是指各种动物的脂肪及肥肉，这对于一切外感病及急性病实证（伤寒、温病、伤风、感冒、疟疾、发痧、黄疸、吐泻、脚气、喉痹、疮痈、目疾等）、湿热、痰饮、慢性脾胃病、慢性病伴有消化不良症状者均忌之。慢性病消化力强而现阶段虚证者可以酌量食之。

（2）荤鲜：指新鲜的禽兽肉。一切外感热病及急性病实证时均忌之。热病恢复期及虚证可以选食猪、牛肉，尤其是动物内脏如肝、腰之类更为相宜。但猪头肉、公鸡、鹅肉等发物，其病者均不相宜。急性病恢复期初进鲜肉时，应略加盐腌制三四小时后再烹食。

（3）鱼腥：包括河鱼、海鱼、鳖等一切水族，如鲤鱼、鲢鱼、鳗鳝、沙鱼、海参、虾、蟹、蛏子等，其产于海中者又称为海鲜。鱼类多数具有滋补性能，所以外感卒病属于实证者均忌之。另外鱼类多具有发病的副作用，李时珍说："丹溪朱氏言诸鱼在水无一息之停，皆能动风动火。"所以有哮喘、疟、痢、疥疮等病的人要忌多种鱼腥，对海鲜尤忌。其在热病恢复期可酌食白鲞、鲫鱼、鲻鱼等以佐餐，唯海蛇能清热化痰，开胃润肠，诸病多不忌食。至于海参、鲍鱼、淡菜、干贝、鳗、鳖之类，味厚补益力强，各种虚弱证可选食之。蚬、蚌、螃蟹之类其性甚寒，脾胃虚寒者忌之。

（4）辛辣：指生姜、胡椒、花椒、辣椒、芥泥等辣味食品，都属热性，温病热证及阴虚内热者均忌之，寒证可酌食之。

（5）瓜果：包括西瓜、香瓜等生食的瓜类和各种水果。

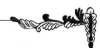

伤寒、温病有表证时、虚寒病证及脾胃弱者均忌之。伤寒、温病表证解后，在化热时期及杂病之热证可选食西瓜、藕、梨、荸荠等水果以清热解毒。水果之偏于寒性者如西瓜、柿子、柑子之类，见外感风寒、中气虚寒、痰湿内阻、胸腹痞满、产后、病后、泻、痢、消化力弱，均非所宜。果之偏于热性者，如桃、梅、杏、李、杨梅、樱桃之类，又能助火、生热、酿痰，患热证者忌之。病中思食水果者，以林檎、苹果、鲜藕为佳，可少少与之。其余百合、莲子、芡实等具有清补作用，热病后阴虚或杂证之属阴虚者，可煮食之。

（6）生冷：指生菜（如拌莴苣、生拌黄瓜等），冷食（如冰棍、冰激凌及冷藏食物），以及瓜果等。见表证寒证，脾胃病均忌之。

（7）煿炙：指油煎食品，如油炸饼、熏鱼等，见外感时邪及内热者患疮疡者均忌之。

（8）厚味：指过咸、过甜、过鲜、味之过浓厚者，以及烟、酒、浓茶等，对外感证、实证、热证、湿证、哮喘、咳嗽、肝阳、消渴等病证均忌之。养生者以淡饮食，薄滋味为贵。

（9）发物：指鱼腥、公鸡、鹅、虾、蟹、猪头肉、蘑菇、毛笋、酒精等能动风、发疮、发疟疾之物，均非病人所宜食。

（10）滞气食品：如番薯、芋头、熟栗、莲子等食之壅气之物。凡热病、黄疸、痰湿、中满、痞闷、脚气、消化不良症均忌之。

（11）硬固食品：如竹笋、生栗、生白薯等，凡病中及消化不良者均忌食之。

（12）消伐食品：指毛笋、芥菜、生莱菔能消滞化痰食

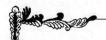

品，食之胃中易起嘈杂之感，凡虚体、有胃痛宿恙者及服食补品时均忌之。

（13）盐酱：指食盐、及盐腌食品、酱及酱制食品等，凡患水肿、鼓胀病者忌之，其余咳喘、肝阳等病宜清淡者，则宜低盐食品，腌腊之品亦非所宜。

（14）甜食：糖、蜜及其所制食品，凡湿热、呕吐、痞满、腹胀之属于实证者均忌之，痧胀、湿热、霍乱及消渴尤为大忌。

关于忌口，从病员来说，生活上受到限制，很不方便；另外，又顾虑到营养问题，自然会有很多人不同意这样做，但是为了疾病的迅速痊愈，不能不克服一些困难。至于营养方面，应当这样来看问题，中医的禁口规定，对急性病、禁忌面较广，例如急性热病表证时期，忌油腻、荤腥、鱼鲜、辛辣（寒证不忌生姜）、瓜果、生冷、煿炙、厚味、发物、滞气及硬固食物等，只能吃些流质，豆浆、藕粉、稀饭（视病人食欲而定）、蔬菜汤之类，这是因为急性热病初起大多数是食欲不振，消化力差，勉强进富于营养食物，未必对身体有益；其次，急性热病初起是实证，宜攻不宜补，病体须抵抗外邪，不能再增加其消化负担；再则急性热病进行期的过程并不太长，而且自表证解后到恢复期，均逐渐缩小禁忌面，暂时性地减低营养，影响健康不太大。为了早日恢复健康，应该使病人认识这些，至于慢性病则禁忌面窄，仅是禁食某一部分食品，困难和影响身体营养当不至于太大，这是比较容易执行的。

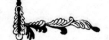

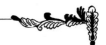

类药辨异

这是20世纪60年代父亲向科内同事介绍学习本草体会所写,与一般本草书内容不尽相同。本想编纂成书,但因身体不好,终未成稿。现将所写的发散风湿药整理于下,其中〔引征〕一条,是根据原文的意思提炼归纳,不一定是完全原文引用。

(一)羌独活

1. 独活

〔引征〕独活味苦甘平(甄权谓苦辛,《别录》微温)。主风寒所击,金疮止痛,奔豚痫痉,女子疝瘕(《本经》);疗诸贼风,百节痛风,无问久新(《别录》);治诸中风湿冷,奔喘逆气,皮肤苦痒,手足挛痛,劳损,风毒齿痛(甄权);气细,治足少阴伏风头痛,两足寒湿,浑不能动止,非此不能治,而不治太阳之证(王好古);专理下焦风湿,病在足少阴肾气分而不连及太阳经也。气浊,行血而温养营卫之气,有助表之力。行下焦而下理,则伏风头痛两足湿痹可治(《求真》)。

〔归经〕肾、肝经。

〔禁忌〕疼痛痉挛等症之属于虚者及热者。

〔常量〕八分至一钱半。

〔性能括要〕逐风、寒、湿邪,宣痹,疏筋骨,利关节,定痛,解痉。

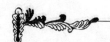

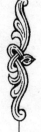

［治症括要］凡属风、寒、湿邪所引起之①一身疼痛（包括疮疡创伤疼痛）；②强直痉挛；③身痒；④适用于宿疾及偏于身半以下之病症。

2. 羌活

［引征］羌活性味主治于《别录》同独活；辛苦温（张元素）。治贼风失音不语，多痒，手足不遂，口面㖞斜，遍身瘰痹血癞（甄权）；气雄，治足太阳风湿相搏头痛，肢节痛（王好古）；专治太阳之邪上攻头，旁及周身肌表。气清，行气而发散营卫之邪，有发表之功，行上表而上理，则游风头痛，风湿骨节疼痛可治（《求真》）。

［归经］膀胱、肝、肾经。

［禁忌］同独活。

［常量］八分至一钱半。

［性能括要］表散寒湿，逐寒、湿、风邪，宣痹，疏筋骨，利关节，定痛，解痉。

［治症括要］凡属寒湿风邪所引起之①感冒身痛；②一身疼痛（包括疮疡创伤疼痛）；③强直痉挛；④身痒；⑤适用于新感及身半以上之病症。

［体会］羌活、独活古人不分，《本经》且谓独活一名羌活。两者功用分载，始于唐·甄权《药性本草》。但各言其功能，未两两相较，详其所列治症，似独活胜于祛风而羌活长于除湿。迨金元以后，始逐渐阐明，如上引张元素、王好古、黄宫绣所言是也。而近代张山雷《本草正义》论之尤详，辞繁未录，可以参看。

按：两者品种各异，形态色香迥别，功用不能尽同。虽两者味皆辛苦，但羌活之烈远胜独活，且温性过之，而质地亦较疏松。羌活以香烈性温质较疏松，故主升，主散，主上

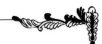

行，主新感，主湿重于风，主表散而特行于头巅腰背，故行
膀胱经。独活香味温性均较逊，而质地亦较致密，故升中有
降，其表散之力不敌羌活，故主下，主宿疾，主风重于湿。
两者均能解风寒而定痛解痉，故均走肝肾经。

羌活主表散，故新感身痛方中用之，如柴葛解肌汤、局
方神术散等方是也。若寒湿壅滞于表，虽非发热身疼，亦可
借此以解表邪，如《本事方》羌活散（羌活合莱菔子同炒）
以治水气，疏凿饮子合逐水之品以表里两解是也。羌活主上
散，故清空膏、茶调散等方均用之而不取独活。

独活主身疼宿疾及身半以下之症，如《症因脉治》方，
独活合黄柏以治湿热腰痛，叶氏《临证指南医案·痹门》治
蒋姓便溏食少，腰腹以下骨骱肢节沉痛用人参、白术、茯
苓、薏苡仁、松香、防己、细辛、独活，均不取羌活而用独
活。若上下皆病，则两者又可合而用之，如羌活胜湿汤、丹
溪独活汤、羌活愈风汤等方均是也。但古时两者尚未厘然划
分，故《本事》思仙续断丸、《三因》牛膝酒（牛膝、川芎、
羌活、薏苡仁、甘草、地骨皮、五加皮、海桐皮、生地）等
方治身半以下宿疾却采用羌活，今既知其异，自可因证而取
舍矣。甄权谓失音不语、手足不遂、口面喝斜等均属风痉之
类，若因于风寒湿之实证皆可用之。

甄权谓二活治痒，成方有消风散、羌活当归散（羌活、
荆芥、防风、白芷、升麻、连翘、牛蒡子、甘草、当归、川
芎、黄芩、黄连），均用羌活以治身痒。二活虽可因症上下
而取舍之，但成方用独活者偶见，如败毒散，盖痒症偏见于
外表，用羌、防宣发始能达于病所。

《本经》谓金疮止痛，伤科如玉真散（羌活、防风、南
星、白芷、天麻、白附子）、疡科如托里温中汤等方均有羌

活，盖本品有疏气血、通经脉之功，通则不痛矣。玉真散当用羌活，而疡科则可从张山雷氏之说，因病之上下而选用之。

痫痉用二活者如沉香天麻丸（羌独活）之治小儿惊痫，羚羊角散（独活）之治子痫，麻黄加独活防风汤之治刚痉，皆属解痉挛诸症，若属阴虚者，则应禁用。若虚证中用补养气血药酌入二活以为佐使者，则又作别论。如《千金方》有羌活补髓丸，治髓虚脑痛不安，胆府中寒，此乃合牛羊脊髓、枣肉、麻仁、当归等大队滋润剂中，取羌活定痛，行巅顶之力也。黄宫绣谓温养营卫之气，当作温行、温运，以其非补养之药；甄权谓治劳损，亦不能作治虚劳视之。

奔豚疝瘕虽属肝肾病，但成方中二活偶或用之。女子疝瘕，前人医案中亦为少见，余无此经验，未敢悬揣。甄权所谓奔喘逆气，亦属奔豚之类。

此外，古方中治风秘常有用羌活独活之类者，如三化汤、搜风顺气丸、润肠丸等。风秘者谓津液枯涩，难于传化，或素有风疾，或肠胃有积热，故方中常用清热、滑润或咸降之品，然羌活等则属燥剂，用以奚为？盖所谓风秘者当是肠道痉挛麻痹之类，乃风症也，故于清润剂中必佐解痉之品，奏效始捷，若单恃攻润，则成头痛医头之技矣。

（二）秦艽

[引征] 秦艽苦平（《别录》辛），主寒热邪气，寒湿风痹肢节痛，下水利小便（《本经》）；通身挛急（《别录》）；疗酒黄疸（甄权）；除阳明风湿及手足不遂，口噤，牙痛，肠风泻血，可升可降（张元素）；妇人胎热（张景岳）。

[归经] 胃、大肠、肝、胆经。

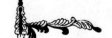

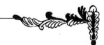

［禁忌］下部虚寒者，小便不禁者，便泄者。

［常量］钱半至三钱。

［性能括要］清热，化痰，疏风，通络利关节，定痛，解痉，退寒热。

［治症括要］凡属湿热兼风之①痹痛、挛急、手足不遂；②寒热；③黄疸；④便血；⑤胎动。

［体会］本品味辛苦，故可升可降，但苦多辛少，且性平，虽不寒却略偏于凉，当以降为主，降中略兼辛散。能化湿清肠，故为手足阳明药；能疏风，退寒热，定痛，故亦为肝胆药。其苦降能使湿热从两便行，故本经谓"下水利小便"，因此小便不禁、便滑、虚寒人则忌之。本品苦而略兼辛散，故湿热重而兼风者最为相宜。

痹证用此者如河间防风汤、三痹汤等是也。其用于偏废拘挛者如《准绳》秦艽汤（小柴胡去姜、枣加秦艽、芍、防风）、《宝鉴》秦艽升麻汤（升麻、葛根、芍药、炙甘草、人参、秦艽、白芷、防风、桂枝）等是也。然秦艽祛风之力薄，以清热为主，张景岳所谓"疗通身风湿拘挛手足不遂，其要在湿"，故风痹、偏废、拘挛诸症，常合羌、防之类并用。其治风痒诸症亦同，如《金鉴》秦艽牛蒡汤〔秦艽、犀角屑（现用代用品）、牛蒡子、麻黄、黄芩、防风、炙甘草、元参、升麻、枳壳〕治瘟瘰痒甚，即是其例。

秦艽退寒热，成方如秦艽扶羸汤、清骨散等方用之，此仍为湿热兼风之症，故方中常伍以柴胡、青蒿、黄芩、半夏之类，此与虚劳骨蒸之热有间，因本品性非补益，其能疗小儿疳热，义亦同此。

本品疗黄疸可合茵陈、黄芩、黄连、四苓之属，取其清热化湿之功，成方如《宝鉴》茯苓渗湿汤（四苓、黄连、栀

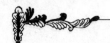

子、秦艽、苍术、陈皮、茵陈、葛根、防己),《外台》录许仁则疗诸黄方,于汗下后用秦艽,牛乳两味治之。本品治湿热发黄,见症以黄而兼小便黄涩、便结、发热、身楚者尤为相宜。

治便血如东垣秦艽白术丸用之,盖本品有利便清肠祛风之功,所谓肠风下血是也;滋燥养营汤佐此,其用亦同。

安胎方如《准绳》寄生汤(寄生、阿胶、秦艽、糯米粉)、指迷秦艽汤(秦艽、阿胶、艾叶),均取其清热之功,胎热者宜之。

总之,本品性能为疏,为清,而无补益,古人虽有养血荣筋之说,但观成方如大秦艽汤、独活寄生汤等,均与补养同用,秦艽仅为之佐使,安胎亦取其清热,补益则不可恃。

秦艽又有治外风之说,《别录》谓疗风无久新者,又如《医学心悟》加味香苏饮加此,但其温表之力薄弱,《医学心悟》用此,助荆防之类以治表证身疼,若属寒湿之证,则力不及壳,故苏羌达表汤等方却不取此。

(三)防风

[引征]防风甘温(《别录》辛),主大风头眩痛,恶风风邪,目盲无所见,风行周身,骨节疼痛(《本经》);四肢拘挛(《别录》);风赤眼,止冷泪及瘫痪(《大明》);散头目中滞气,经络中留湿,味辛而甘,气温,气味俱薄,浮而升,阳也(张元素);身体拘倦者风也,诸疮见此症者,亦须用之(李东垣);升举阳气,止肠风下血,崩漏(张景岳)。

[归经]膀胱、肝、脾经。

[禁忌]虚证、热证。

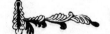

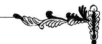

［常量］一钱至三钱

［性能括要］散风，化湿，疏经络，定痛，解痉，升举阳气。

［治症括要］凡属风湿之①外感身疼；②痹痛；③痉挛；④眩晕；⑤目疾；⑥疮疡疹瘰瘙痒；⑦泄泻；⑧肠风下血崩漏。

［体会］本品气温，味辛，臭香，故属升散阳药，芳香而温，故能疏风化湿通经络，以治诸般风湿之症。其药力升散，利一身之表，故入膀胱经；能疏风定痛解痉，故又入肝经以治痹痛痉挛、眩晕、目赤等症；并兼有甘味，故亦入脾经以治肝脾两经同病之泄泻。其能治疮疡瘙痒诸症者，亦限于风湿病因。其能治肠风下血崩漏者，当亦属风湿内阻阳气不升之证。

其用于表散风湿身疼者，如海藏神术散、白术汤之类。防风疏表，但发汗力微，故表里两感风湿之自汗者，可用海藏白术汤。且每用此合补气药以治自汗，如玉屏风散、《集验》自汗方（防风合浮小麦）等。故表证之当发汗者，防风必合羌活、荆芥、葱、姜之类，方能奏效。

其用于痹证者如桂枝芍药知母汤、中风者小续命汤等，两方药力均偏于温，宜于风寒之证，若偏于热化者，则又当配以清热之品。

其用于痉挛者，如《本事》玉真散之治破伤风，《金鉴》凉惊丸之治急惊。前者属风痰，配以南星；后者属风热，故配以胆草、牛黄、青黛、黄连、钩藤以清热疏风。

其治头眩者，大多用于风痰之症，如《准绳》防风引之治风痰头痛，呕吐不食；《本事》钩藤散治肝厥头晕等。前者合参、橘红、白术、甘草、茯神、生姜以健脾化痰；后者

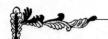

配二陈、参、麦冬、石膏、菊花、钩藤以清肝化痰。若气虚血虚之眩，则当补气补血为主而配入防风以为佐使，如《局方》大防风汤之类。

其治目疾，凡目赤、冷泪、目视不明均可配入应用，但仍以主药以定其作用，如风热实证则常合寒凉药同用，如《准绳》胆归糖煎散（龙胆草、防风、细辛、当归、沙糖）以治风热目赤。此取防风疏散之力，与使羌、荆之属无多差别，故有时合用之，如洗肝散之类；其用于虚证者，亦属佐使之职，如薛氏当归补血汤（熟地黄、生地、当归、川芎、白芍、白术、炙甘草、牛膝、防风、天门冬）治失血过多后睛疼、羞明、酸涩、眼睫无力；又如石斛夜光丸治目光不敛，神水渐散，此均佐诸药以疏肝行气达上之力。

其用于疮疡疹瘰等症，亦由于风湿所致者，即东垣所谓身体拘倦之类，如钱乙泻黄散之治脾胃实热烦渴、口臭、口疮；《本事》利膈汤之治脾肺有热，咽喉生疮；又《准绳》防风升麻汤（防风、升麻、山栀子、麦门冬、甘草、木通）之治丹瘤赤肿；《准绳》防风散（防风、杏仁、僵蚕、甘草）之治风瘖瘰等。除上列症状外，均可兼有拘倦或小便短等湿困症状。

其治泄泻者，如刘草窗之痛泻要方、东垣之防风芍药汤（防风、芍、黄芩），此多用于肝脾两经同病之泄泻。

其治肠风下血，方如《准绳》防风如神散（防风、枳壳）之治风热粪后下血；沈氏槐角丸之治大肠火盛，肠红下血。盖防风既能祛湿止泻，又能疏风升阳，故便血方中常用之。其治血崩、便血、尿血等症，此当属于升举阳气之力。

总之，防风以治风为主而兼湿症之要药，常视配伍之品而异其治，有如上述。东垣有"防风乃卒伍卑贱之职，随所

146

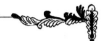

引而至，为风药中之润剂"之说，后人议之。按防风为风湿之要药，不能目为卑贱之职，但其有别于羌活、藁本燥烈，辄被配伍药所左右，故东垣如斯言之耳。

（四）发散风湿药总论

羌、独、芃、防四者，从祛风、化湿、疏经络、散滞气言，其功能有类似者。故古人于瘫痪、痹痛诸症有并用之者，如大秦芃汤、羌活愈风汤、《心悟》蠲痹汤等方是也。四者之中，羌、独、防风均性温、臭香而以辛散为主，有异于秦芃之苦多辛少，气平而香气不著者。故羌、独、防风三者之性能又较近似，而并用之时亦较多，如表散之荆防败毒散、羌活胜湿汤；治痹剂之《宝鉴》大羌活汤（羌活、独活、升麻、防风、苍术、茯苓、泽泻、白术、当归、威灵仙），《本事》薏苡仁散（苡仁、当归、川芎、参、白术、炙甘草、羌活、独活、防风、麻黄、干姜、官桂、川乌、茵芋）；升发剂之升阳益胃汤、升阳散火等均然。三者之中，独活独行肝肾，不入膀胱经，其芳香亦逊于羌防，其作用趋于身半以下，故其功用犹有差异。而羌防两者，并用之时亦更多矣，如发表剂中之冲和汤、苏羌达表汤；治头痛剂之茶调散、清空膏；治痹剂之严氏蠲痹丸、《金鉴》蠲痹汤；治中风之沈氏祛风至宝丹、丹溪独活汤；治破伤风之《金鉴》玉真散、《保命》羌活防风汤（羌活、防风、川芎、藁本、当归、芍药、甘草、地榆、细辛）；治湿热疮疡之当归拈痛散、《准绳》羌活白芷散（羌活、白芷、柴胡、荆芥、蔓荆子、防风、皂、甘草、黄芩、黄连）；治肝热之泻青丸、洗肝散等等。以上诸例，以其功能近似，常并用之，时或并用其四，或酌选二三，或仅取其一，要皆衡病之需要，以定多

寡而已。羌、防两者,虽有时其用酷似,然毕竟各有特性,其共同之点,固可等视,而其特异之点,则又不得互易。

羌活以气雄、性烈、温燥之功能胜,故风火湿热诸证,应避羌而取防,如防风通圣散、《金鉴》凉惊丸等则不能以羌活易之。盖羌防虽同为祛风药,但防风兼有甘味,不若羌活之燥烈,古人有风中润剂之称,故在风火证中以防风为当。但羌活行上,对头巅之功独著,病以头部为显时,虽属风火之证,但非羌活不能直达病所,则又可重佐凉降以减其温烈,如清空膏、洗肝散等法是也。此属方剂配合之妙,可济药品之穷,此为中医学中一重要功夫,精于此即能运用自如,成方即其规矩范例耳。羌活之力能直上巅顶,故羌活补髓丸用此于补药群中以止脑疼,此等功用非防风所能胜任。

防风味甘兼入脾经,故能治脾经风湿,如痛泻要方、泻黄散等,其合补气药又能止自汗,如玉屏风散、白术汤等,此又非羌活所能适应者也。此皆羌防各有其特性,而去芜独之用更远矣。

独活则如前述,功类羌活而不行膀胱经,以治伏风而达于下部见胜,故证属伏风或病以下部著者取此,若表有风寒,本非所宜,然其一身尽疼者,亦可佐羌防之类以定痛,如荆防败毒散之类是也。

秦艽则以苦降为主,其疏利筋骨兼能祛风而不燥烈,亦有风中润药之称。因性非燥烈,而具有疏利定痛之功,古人于气血不足风痛之症,常佐补药用之;至于其能清湿热以治黄疸及退寒热则为另一作用,不可与羌、独、防风相比拟。

治风湿证中,以单味药言,秦艽宜于风湿热证,而羌、防则宜于风寒湿,羌活则更宜于湿甚者,独活则宜于伏风而兼寒湿者。

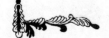

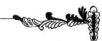

此外，治风湿痹病中更有辛温入肝肾之五加皮者，其能祛风湿有类于独活，并能强肝肾又类巴戟、杜仲之属，伏风寒湿而兼肝肾不足者宜之。威灵仙辛苦咸温消痰破积，亦具祛风除湿之力，于顽痹痛风症用之，此以宣泄通利见长。豨莶草则苦辛寒，入肝肾，祛风，解毒，除湿热，亦治麻痹骨疼，以清热化湿而疏利筋骨见长（九蒸九晒者则性温而较纯良）。海桐皮苦平，杀虫并能祛风逐湿，宣利经络，亦治风湿痹痛，则以用于下焦腿膝疼痛见长。此类虽亦为祛风湿药，然均少用于发表之剂，此不同于羌、独、艽、防之类。羌、独、艽、防可用为表散药以治外感症，但少用于感冒之症，此又有异荆、薄、苏、麻之类发表药。又有牛膝、杜仲、川断、狗脊之类，亦可治痹痛诸症，此则以补肝肾、强筋骨为主，应别属一类，不同于宣发之品。至于虎骨之祛风止痛，其治在骨；木瓜清热逐湿以止酸痛，其治在筋，则更宜别论矣。

评肺痨不治记

本稿于 1947 年 7 月沈仲圭先生嘱写，刊印于沈仲圭主编的《肺肾胃病研讨集》"肺痨不治记"篇后。本书重庆新中华医学药会 1947 年出版。

老友沈仲圭先生，为吾浙名医凌公晓五再传弟子。学有渊源，造诣精湛；而医德之隆，尤为予所心折。前岁治储君肺痨症，辄以未获回天，自疚失治。并寓书于予，试作评论。自分孤陋，何敢妄发刍议！欲不言又无以付仲圭殷殷下

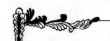

询之诚，无已，为书数语报之。尚望当世明达不吝指正，幸甚幸甚！1936年7月同乡弟坚白识于汉口。

坚白按：此病预后本属甚恶，肺痨消耗，热倘持续在39℃以上，其病势进行，必甚迅速，后果多不良；若盗汗淋滴，随时有虚脱之险。况本病上咳下利，肺损及脾，尤感棘手。而病者又在青春，更属难治。坏象毕具，颇难幸免。故其经过四十日即告不治，亦意中事也。本病既不易治，且治肺碍脾，治脾碍肺，执笔大费踌躇。今观所列诸方：培脾生肺，养阴清热，平咳化痰，涩阴止汗诸剂出入，极见苦心，自无过失可言。所附王香严先生之方大可增减采用。唯古今贤哲，治肺痨有主姜桂之温，而议柔养之非者，予未敢苟同，且别有说。夫肺痨每现阴虚证候，此不宜于姜桂者一也；肺痨兼见弦数之脉，此不宜于姜桂者二也；肺痨禁忌刺激食品，此不宜姜桂者三也。古书虽有虚劳宜投小建中桂枝汤等方之说，然此种可投小建中桂枝汤之虚劳，决非近世常见之肺痨。盖古人于劳证一门，包括诸虚不足以及瘵瘵虚损诸病。诸虚不足为营养不良暨各脏器机能衰弱之证，瘵瘵虚损则为肺结核。肺结核脉大者罕观，而瘦削苍白则一望而知，故张长沙言男子平人脉大为劳。极虚亦为劳，是可证也。

本病自1936年9月24日泄泻转痢以后，当是肠结核增重。窃意当用仲景黄连阿胶汤加味，后重不畅者增生首乌、淡苁蓉、生地、麦冬、元参、石斛之属以润之，弗虑其滑泄；若滑脱不禁者增莲子、芡实、五味、诃子、龙牡、罂粟之属以涩之；见脾虚者参术黄芪亦可酌加，仍同时可加止咳养肺退热之品。

肺痨之于脉舌，亦颇重要，脉象可以测病之轻重、进

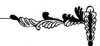

退，舌苔可以验阴虚之浅深及有无兼并证候，并肠胃机能如何等。假令此病为弦细小数之脉，药后能渐转柔和缓大，即为病退，反之则为病进，若再兼浮濡无根之象则殆矣。假令见娇嫩光红剥削之苔，可用大剂滋养而无疑；若兼粘腻秽浊之苔，则宜注重调脾养肺。今本案于脉舌未及，意者，病兼肠胃，其苔自必粘腻，脉细小数，为肺痨常见之脉，解人类能道之，故未及之欤？

方今之世，肺痨尤无特效治疗，罹此病者，非同他病之可恃药物而愈。故患者饮食调养等事，尤较药物为重。又治此病往往初投一二剂见效，继服仍无进展者，是则须时易其药品，而勿更改方法，尽人事而已，欲其必痊难矣。（坤强按：结核病在当时是不治之症，现代医学发展，已经可以治愈。虽然如此，先父所谈之治法仍有一定的临床意义。）

中医科学化之我见

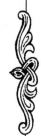

本文是1950年12月中南卫生部中医科嘱先父所写，拟刊印。我经过整理，节选部分内容如下。

中医可以科学化，而且也必需要科学化，这都是毫无疑义的。但是中医科学化的口号，叫了二三十年，直到现在中医仍然没有走上科学大道，可是也没有被淘汰。这是不是奇事？并不是，之所以形成这种现象，是有客观原因的。我们只要分析一下，就可以明白。

（一）何以多年来中医仍然没有走上科学大道

前进的中医工作者和爱护中医的知识分子以及开明的西医师，近二三十年来不断的努力，使中医向科学大道迈进，有许多的贡献，或多或少的已有了些进步。它之所以还没有能够成为一个完整的科学学说，虽然应当责诸中医界同人自身的不够团结，不够努力，但主要的原因，却在过去反动政府不但不加以领导，并且加以蔑视和压迫。不领导是反动政府无能也就是无人才，任由中医自生自灭，这已经是中医感到不能进展的痛苦，至于蔑视和压迫，更使中医界感到万分的愤慨，这不但阻塞了中医进步的道路，而且连原有的技术也不许继续下去。……自从解放以后，中医也随着政治解放了，中医的地位大大地提高，人民政府号召中西医团结互相学习和号召中医科学化，要中医学习新的知识，谋取进步。不但号召中医自己努力，政府对中医改进事业的经费，已经列入了预算，我们看到政府在其他方面行政进步之速，那中医科学化的成功，也是不会太远的。

（二）何以中医未被淘汰

中医既被过去反动政府这样蔑视和压迫，而且也没有完整的科学理论，应当早被淘汰。但事实并不是这样，中医虽在风雨飘摇之中，仍旧继续它的寿命。这没有其他的理由，就是因为中国医药合乎实际的需要。这是实用的医学，凭它的经验技术来解除人民的痛苦，确实有效，因得人民的信仰。这相同于农民和手工业工人的生产物品，师弟相传，虽没有完整的科学理论，而其产品，因合乎大众的需要，一样为大众所乐用，是同一理由的。西医虽有它的明确理论和杰

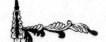

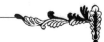

出的治疗，但中医在治疗上也还有它的特长，能切合实际，所以能成两者并存的局面，不然，中医早如弓箭样的武器，被世人所淘汰了。

所谓中医有它的特长，这是说西医学说里面所没有而又切实用的东西。假如西医能够研究这些，对于西医一定有很多的帮助，使中国的医学可以超越外国，这并不是梦想。例如中医的诊断，只凭望、闻、问、切，而没有器械的帮助，但有经验的中医，凭此四点，便能诊断疾病的症结。因中医不得器械的帮助，不能不凭此四诊痛下功夫，历代经验相传，他所心得的也很多。这犹文盲常较文化界人记忆力为强，盲人较常人听觉为聪同一理由。西医有器械诊断，假如能再研究中医的望、闻、问、切，则其诊断必有很多的进步。

治疗的方法，中西医也有很多不同之点，譬如痢疾初起中医用"发表"剂，有些癫痫症，中医用"化痰"剂，有些很重的急性热病，中医用"攻瘀"剂，各种与西医不同的治法，不胜枚举，而他的效果很好，这种不同的方法，一定有研究的价值存在。

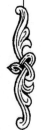

至于药物，则中药亦具特长，效力大而副作用少。并且药物种类多，有很多药品为西医所没有的，这是国内外医药家都异口同声主张研究的。但是中药复杂的处方，和西医不同，这也是应当研究的一点。

其他伤、外、针灸科，也有很多特殊之点，同样是有研究价值的。

（三）中医是否可以科学化

数千年来，中国医药有效果，这是很明显的事实，不是模糊的空论。既是事实，一定有真理存在，当然是可以科学

化的。况且已有许多中医使用的药物，过去为西医所轻视的，现在渐渐地得到学理的证明。例如脏器疗法、胎盘制剂、童便之类，西医现在已经认为学理上是有根据的，所以说中医科学化是毫无疑义的。

（四）何以中医必须科学化

前面说中西医成为一个并存的局面，这并不说赞同这个局面，相反的应当要消除这个局面，使两长合一，成为一个新中国医学，这样中医就非科学化不可。

其次，中医能切实用，却无完整的科学理论指导。虽然说因为中医先有疗效再产生理论，不是先有理论而后产生疗效，科学理论虽差，疗效并不因此而变；但我们不能因有疗效，即称满足，当更求其真理所在。求得真理，则不特对已成事实，可使其明显准确，而对未发现的，更可因此而有新的发明，有新的进步，这也是中医必须要科学化的原因。

（五）中医应如何科学化

中医科学化是整个中国医和药的改进，不单是加学些新的生理、解剖、细菌、病理之类所能解决的，所以这个实际工作是相当繁重的。据我个人的看法，下列几点是当首先进行的。

1.旧学说的整理

医经典籍，自上古以迄近代的著作，不论其为病理、诊断、治疗、药物、方剂、外科、伤科、针灸等，选取它切合实用的而加以考证、比较、分类、演绎、归纳等科学方法整理而厘定之，划一其使用，并加以科学学理的解释。

中医典籍中有很多涉及玄学的，可以置而不谈。但也有

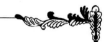

很多切合实际而貌似玄学的，这必须加以明白的解释。例如"阴""阳"，在中医书里是指两种相对或相反的事或物，用度很广泛，当视同正负的符号，譬如背为阳、腹为阴。又如将阴指有形的物质，阳指无形的作用，所以脏器官能的活动力称为阳，脏器的活动力不足，就名阳虚；人身的血浆液体或肌肉等物质称为阴，人体的血、液不足或瘦削就名阴虚。又如将"阴"指病体衰弱，阳指病毒方盛，如"阳明证""少阴证"，如称化脓性疮疡为阳痈，结核性者为阴疽之类。

又如"六气"常代表六类不同的病象，所谓证候群。例如"风"，外风是指细菌性疾患，如"风温""暑风"之类，"内风"是指神经疾患，如"肝风""风动"之类。

又如中医所说的"脏""腑"，与解剖生理学所说的脏器，并不完全相同。将解剖生理学来解释中医的"脏""腑"，将一无是处。倘将中医书上的"脏""腑"加以明白的解释，则读中医书便能畅晓和领悟。例如"肾"在解剖生理学上是生于腰部两侧的重要泌尿器官，但中医书里的"肾"，在解剖上虽同，而生理作用，则所谓"肾"，主要的是指内分泌以及性机能等。

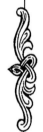

又如药物学上的"寒热"，并非指药物本质上的温度，而是指药物入人体以后所发生的作用。假如有镇静或抑制等作用的称为"寒"药，相反的有兴奋或刺激等作用的称为"热"药。假如性神经衰弱症，即称"肾阳不足"(肾寒)，兴奋性机能的药就称温肾药。

以上所说的，都是很明显的事，并不是玄学。

整理旧时医籍的工作，是很繁重的，不是几个人的精力所能办到的。应当首先酌定目标大纲，征求全国有识学者的著作，选集最好的几位工作者，再融合贯通意见，合而定为

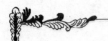

...

种初步的教材，以后再随时加以修订。

2. 新学识的传授

中医具有自己的诊断、治疗、药物、处方，倘能再加以西医的理化诊断和治疗方法等，则更可以加强中医的诊治技术。中医治病虽不以细菌为对象，但细菌对于防疫以及病名都非常重要。一切中医所没有的细菌、解剖、生理、病理、诊断、药理、治疗等新的知识，都应当向西医学习，设专门教育机构传授。

3. 药物的整理和改进

药物的整理，一方面由卫生机关监督药商，规定药材的产地、种类、品质、炮制等，全国必须统一，不得有所改易或充代。

另一方面应当研究药物有效的成分，对于人体所起的作用和副作用及其剂量等。最重要的，将中药提取的精华，在治疗上所起的作用，要完全与生药功效相同。化验虽非一时所能完全办到，但不断的努力，终有完成的一日。而新药的发明更可供全世界的应用，这必须设有大规模的药厂，并聘请药物学家专司其事。但要解决目前人民迫切的需要，第一步应当是先精炼，精炼的目的是要药物服用携带便利而不失生药主治的功效。并不说这就是科学化，只是求得供给今日广大人民实际的应用，当然同时还要做上项科学的研究工作。

4. 治绩之统计

同一种病，中医与西医的治绩如何？例如某种病症，在西医认为预后不良的或找不到病原无法施治的病症，中医究竟能治愈几多？有些病症，中医用这样治疗，西医用那样治疗（例如，盲肠炎，中医常用峻下剂取效，西医则禁用下

剂），其功过如何？这必须设立医院，方可实验统计，以便将来取舍，以改进治疗方法。

以上所述，欲改进中医，欲中医成为科学化，整理教材、设立学校、医院、药厂，都是不可少的。有政府的领导，西医和其他科学家的协助，加以中医能团结一致，群策群力地办，中医一定能够成为科学化。到了那时，只有整个科学化的新中国医学，不再有中医、西医的分别，新中国的医学，在世界上是一定能够取得很高地位的。

1950 年 12 月 28 日写于汉口

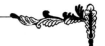

年谱

1907 年农历 8 月 22 日　生于杭州城内蜡子巷。

1914 年的秋季　入杭州县县立第一小学读书。

1918 年　因无钱交学费，而辍学，在家由父亲教读。

1920 年　到上海源发皮革商号做练习生，后做记账员。三年学徒期满后做会计工作。

1924 年春季　因病回乡。

1927 年　在杭州随朱辅庭医师学中医。

1931 年　到杭州中医叶孟陶先生（浙江中医专校教授）处助诊，向叶师学得了很多宝贵的临床经验和学理，得益很大。在这期间同时向上海铁樵医学事务所函授学习，也学得些新的知识。

1935 年 10 月　参加杭州市政府中医考试，获甲等第二名。同年冬其父病逝。

1936 年　叶孟陶老师病逝。自设诊所于杭州下羊市街137 号。

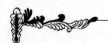

1936 年　任杭州浙江中医专校教师。

1936 年　被杭州中医裘吉生先生聘为《珍本医书集成续集》的编辑，校勘并撰提要计百余种，因此读到很多的孤本和秘本医籍，后因抗日战争爆发，此书写成未得出版。

1938 年　到四川重庆中医救护医院（由南京迁渝，专治伤病官兵和难民），任特约医师，同年 9 月聘为主治医师。因该院诊病大部分免费，所以病人非常的多，平均每日一人要诊近百号，并有住院的病人，医师又多，因此在那里学到了很多的临床经验。

1939 年　医院更名为中医救济医院，被聘为专任医师。

1940 年春　被聘为该院重庆市诊疗所主任。同年 9 月，因医院经费困难，医师过多，屡请辞职获准。

1940 年　在重庆自设诊所。

1943 年　编写"药物学讲义"，为重庆中医训练班讲课。

1944 年　在重庆与女中医师傅方珍结婚。

1945 年 9 月　长女坤煌出生。

1945 年　发表"谈革新中华医药之初步工作"，载《重庆新中医药月刊》第二、第三期合刊。

1946 年　编写"中医内科治疗学"痢疾篇、霍乱篇，同年刊载在"重庆医药导报"，原拟将内科诸病陆续写出，因由渝迁汉，置未再续。

1938~1946 年　在重庆期间曾任过下列诸职：
重庆南方印书馆特约医师
交通部造船处特约医师
振济委员会重庆市诊所医务顾问
全国中医师公会联合会筹备委员会设计委员
中国医药改进会理事

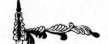

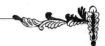

中央国医馆编审委员会委员

中国医药教育社教材编纂委员会委员

重庆医学导报社编辑

中央国医馆医务人员训练班药物教授

重庆市中医训练所临床讲师

重庆中国银行特约医师

1946 年 8 月　抗战胜利后，迁汉口私人开业行医，并任汉口中国银行特约医师。

1946 年 9 月　写"医药漫谈两则"，载《杭州健康医报》第十期。

1946 年 10 月　写"旅汉治案选录"，载《重庆医药导报》第九、第十期合刊中。

1950 年 12 月　写"中医科学化之我见"，可见其一生热爱中医事业，注重科学，企盼着中医现代化，中西医能有机的结合，形成中国的新医学。

1951 年　编写"儿科纲要"，为武汉市人民政府卫生局中医学习班讲课。

1951 年　撰写"怎样认识中医"，《江西中医药》1952 年第一、第二期合刊发表。本文为响应政府团结中西医号召而作，因当时大多数西医对中医的学术不甚了解，特介绍中医的实际情况，希望所有的西医都能了解中医，以促进中西医结合。本文曾请汉渝名家提过意见，当时武汉市卫生局副局长陆真翘为其作序。

1952 年 10 月　次女坤强出生。

1953 年 10 月　奉中南卫生局命，调汉口协和医院（中南同济医学院教学医院，后为武汉医学院附属医院）参加中医研究工作。

1954 年　撰写"中医学术简介"。当时在西医院设置中医科尚属试办，要搞好中医工作，应以中西医团结合作为先决问题，而西医对中医学术的正确认识，又是团结合作的必要条件，因此致力于中医学术介绍的写作。成稿后曾就正于武汉市卫生局陆真翘副局长、沈仲圭、任应秋、沈士芳诸大夫，修订后送院领导。涂登榜副院长嘱寄北京龙伯坚先生、夏永龙先生、先后转陆渊雷先生、沈德建先生、夏仲芳先生并鲁之俊院长审阅，根据各位先生所提意见重加修订。1955年劳动节后送武汉医学院，院首长准备审核后作为西医学习中医参考教材。

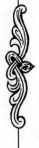

1949~1954 年　先后任下列诸职：

武汉市中医工作者联合会筹备委员会委员

武汉市中医药联合改进会筹备委员会门诊部基本医师

武汉市人民政府卫生局医务人员考试委员会中医考试委员

武汉市人民政府卫生局中医学习班委员会教务组长兼辅导员

武汉市中医工作者联合会委员兼学术组副组长

武汉市中医学会筹备会副主任委员

武汉市人民政府卫生局医事人员资格审查委员会委员

武汉市卫生防疫委员会二十四支会副主任委员

武汉市协商会学习总会医联分会第四区辅导委员兼南京组副责任组长

武汉市中医进修委员会委员兼秘书

武汉市人民政府卫生局中医委员会委员

中南行政委员会卫生局中医委员会委员

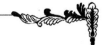

武汉市中医进修学校校务委员会委员

汉口申新纱厂福新面粉厂中医师

1955 年 12 月　卫生部中医研究院成立，奉命调京，在中医研究院西苑附属医院任内科副主任，并担任中医研究班教学和《金匮》语译工作。

1956 年　给全国第一届中医研究班讲授《伤寒论》《金匮要略》等课程。

1956 年 10 月 1 日　登上天安门观礼台，参加国庆大典。

1956 年 10 月~12 月　与刘猷枋一起起草、修正西苑医院各部门规章制度。

1956 年　参加农工民主党。

1957 年 5 月　去卫生部参加 1957 年全国卫生工作会议。

1957 年 5 月　参加卫生部"百家争鸣，百花齐放"会。

1957 年 6 月　代内科主任。

1958 年 10 月 1 日　登上天安门观礼台，参加国庆大典。

1959 年　为辅导研究班学习，编写"妇科学讲义"。

1959 年 10 月 1 日　登上天安门观礼台，参加建国十周年国庆大典。

1960 年　写"饮食宜忌"一文，在院内刊行。

1960 年　为科里起草"慢性肝炎和肝硬变的中医理论和治疗方法"，并在《中医杂志》上发表。

1961 年 5 月　参加赴甘肃医疗队。

1962 年 2 月　与鲁之俊院长一起去广州参加全国科技大会。

1962 年 10 月　任内科主任。

1966 年 4 月　患眼底出血，休病假。

1969 年 11 月　下放稷山中医研究院农村疾病研究所。

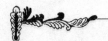

1970 年　患肺结核，喘息性支气管炎，肺心病。

1971 年　患类风湿性关节炎。

1971 年 9 月　回北京，住温泉结核病院。

1973 年底　出院回家疗养。

1975 年　3 月 20 日凌晨 4 时 55 分病逝，享年 69 岁。

1975 年 3 月 28 日　在八宝山举行追悼会。

傳 方 珍

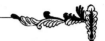

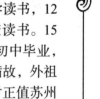

医家小传

　　家母是浙江宁波人，1915 年 4 月 2 日（阴历 2 月 18 日）出生于原籍。

　　我外祖父经商，母亲家中兄弟姐妹十一人。由于封建社会重男轻女，一般不让女孩子读书，但外祖母思想非常开通，坚持要女孩子上学。母亲 9 岁入宁波鄞东小学读书，12 岁那年带着两个妹妹进了教会办的崇德女校住校读书。15 岁小学毕业，又转入教会设立的甬江女中求学。初中毕业，考入上海复旦附中，但只读了一年半，因外祖母病故，外祖父生意又不好，家中已无力让母亲完成学业。当时正值苏州国医学校招生，家母受其兄影响，自幼崇尚医学，早有学医夙愿，于是前往应试，结果以第三名考取，那是 1935 年春天。

　　1937 年芦沟桥事变后，苏州沦陷，学校被迫停办，其时还有一年实习才能毕业，校长王慎轩设法将毕业班同学转入上海中国医学院借读，以完成学业。母亲曾拜王慎轩老为

师，王老是苏州有名的妇科专家，受其影响，母亲的行医生涯，也以妇科为己任。她还有幸，曾在章次公、吴涵秋等名医处实习，也颇有所得。

1938 年冬季，从上海中国医学院毕业后，即返回宁波。当时要躲避日本飞机轰炸，只得在宁波桃江乡开诊。1939 年夏季时疫流行，我舅父为西医大夫，当时在桃江附设时疫医院，母亲即参加医院工作。其间，母亲日夜看护照料病人，并用所学的中医中药知识救治病人，经受了锻炼，医术也有很大提高。又曾在浙江天台、龙泉等地开业行医，医名渐起。其后为避战乱，遂迁居于大西南。因医学探讨往来得以结识父亲，1944 年元旦，由乃师潘国贤、沈仲圭二位介绍，在重庆与父亲结婚。婚后与父亲一起开业行医，母亲仍注重于中医妇科临床工作。

中华人民共和国成立后，母亲参加了武汉市中医药联合改进会门诊部工作，并被聘任为江汉路门诊部主任。1952 年又考进武汉市中医进修学校进修西医两年，从此奠定了在中医临床工作中积极汲取西医所长的学术特点。

1955 年随父亲到北京中医研究院（现为中国中医研究院），因其热爱妇科，故一直从事妇科临床、科研、教学工作，贡献了自己大半生的精力。母亲结合自己掌握的西医妇科诊查手段，对妇科的常见病、多发病以及疑难病症积累了丰富的临床经验，尤其对不孕症、月经不调、痛经、子宫内膜异位症、盆腔炎、习惯性流产、更年期综合征等病的治疗方面有独到之处，深受同道尊重。更由于母亲用那颗慈母般的心关心着每一位病人，临诊认真，态度可亲，疗效卓著，因此颇有医名、德名，特别受到广大妇女患者的信赖，被称为"送子观音"。母亲在她行医几十年中，用高超的医术，

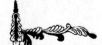

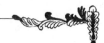

为无数的病人解除了痛苦，也和许多患者结下了深厚的友情，她视病人如亲人，成为她们可亲可敬的师长和朋友。

1982年母亲取得博士生导师资格，1991年获得国务院特殊津贴待遇，2000年授予"中国中医研究院资深研究员"称号。培养硕士研究生多名，师带徒一名，博士研究生一名。曾著有《医宗金鉴·妇科心法要诀》释》一书，并发表过多篇论著。

2001年4月8日，母亲不幸因病与世长辞。

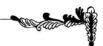

专病论治

不 孕 症

本文是我根据母亲临床治疗经验，分析她所诊治的病例，总结归纳而成。

不孕症是指女子结婚后，夫妇同居2年以上，配偶生殖功能正常，未避孕而不受孕者。根据不孕症的病因，可将不孕症分为两类：一类是功能性的病变（内分泌紊乱所致的排卵功能障碍）；另一类是器质性病变（包括输卵管不通，结核性盆腔炎，子宫内膜异位症等）。医生临诊时可借助现代医学检查手段，明确是属于哪一类病变。

器质性病变可参照相关疾病的治疗，有些病中医治疗效果不理想，如输卵管不通，应考虑采用其他方法治疗。

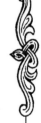

一、肾虚冲任失调为根本病机

我对家母曾经治疗的 104 例不孕症病例的辨证分型进行分析，其中肝肾阴虚 51 例，湿热下注 18 例，气滞血瘀 11 例，肝郁气滞 10 例，脾肾阳虚 9 例，其他 5 例。肝肾阴虚占 59%，脾肾阳虚 9%，合计肾虚的为 68%。由此可以看出：①肾虚与不孕症关系最为密切；②不孕症与肝脾密切相关。这是由女子的生理特点决定的。

关于女子的生理特点《素问·上古天真论》曰："女子七岁，肾气盛，齿更发长，二七而天癸至，任脉通，太冲脉盛，月事以时下，故有子。"肾气充盛是天癸发育的条件，在肾气作用下，女子十四岁左右，天癸发育成熟，促使冲任二脉通盛，作用于胞宫，故能来月经及有子。可见肾气充盛为孕育的先决条件，而冲任二脉功能直接影响经血及孕育，冲为血海，月经没有冲脉沟通不能来潮，故肾虚、冲任失调为不孕症的根本。虽肾的功能与五脏均有关，但与肝脾关系最为密切。肾为先天之本，必须靠后天脾胃的滋养才能保持充盛。肝藏血，肝肾同源，故临床常见肝肾同病或脾肾同病。

二、补肾调经为基本治疗原则

人的生殖机能与肾气，天癸，命门关系密切。天癸是影响人体生长发育和生殖的一种阴精。它来源于先天肾气，靠后天水谷精气的滋养、支持而逐渐趋于成熟，此后又随着肾气的虚衰而竭止。命门为肾中之阳。天癸、命门均属于肾，一水一火，水火既济，产生动力。分析家母以往治疗不孕症的方药，90%以上都离不开补肾调经这一原则。补肾用五子

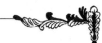

衍宗丸加减；调经用四物汤，常用药物：生地、当归、川芎、赤白芍、枸杞子、女贞子、菟丝子、杜仲、巴戟天。以此作为基本方，再根据兼症及舌脉随证加减。补肾时亦应注意肾中阴阳的关系，不要过于偏颇而失平衡，故在滋补肾阴时少加巴戟天等补肾阳药，温补肾阳时少佐枸杞子、女贞子等滋补肾阴药，以求阴阳平衡，水火相济。故巴戟天、枸杞子、女贞子等药为必不可少的基本用药。

除此之外，月经、妊娠还与情志，气候，环境等多种因素有关，因此治疗时既要抓住根本，又不能忽略其他影响因素，要全面考虑。

三、临床应用既有定法又有变法

1. 以肝肾阴虚为主　月经先期，量少，不孕，腰膝酸软，五心烦热，咽干，或兼足跟痛。舌质红，苔薄，脉沉细数。用补肾调经基本方为主。

若阴虚内热明显的，症见舌红口干，失眠盗汗，加沙参、麦冬、知母；大便干加生石膏。

若伴低烧加青蒿、白薇、地骨皮；真阴不足，日久不愈，可加龟板、鳖甲。

肾虚腰痛明显，可酌情选用狗脊、川断、黄精、首乌、紫河车等一二味。

出血淋漓不断加二至丸、覆盆子、乌贼骨、地榆炭、仙鹤草、阿胶。

经来腹痛加元胡。

闭经加蒲黄、五灵脂、丹参、丹皮。

兼肝郁，经前乳房胀痛，少腹隐痛，舌质偏暗，加柴胡、苏梗、郁金、川楝子。

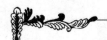

兼纳差，舌苔白腻加陈皮、半夏、砂仁、苍白术、川朴、鸡内金等。

2. 以脾肾阳虚为主　月经后期，量少，不孕，腰脊酸痛，疲乏无力，畏寒，大便稀溏，白带多，性功能减退。舌质淡胖，有齿痕，苔薄白，脉沉小无力。用基本方加党参、黄芪、白术、茯苓、炙甘草、仙灵脾、仙茅、覆盆子，去生地。

若大便不成形加四逆散、薤白（柴胡、白芍、枳壳、甘草、薤白），其中薤白用量30克。畏寒明显，四末不温加附子、肉桂。

白带多加苍术，苡仁、山药，色黄加少量黄柏。

若脾虚湿盛，舌苔腻，腹胀加陈皮、半夏、茯苓、藿香、厚朴。

出血不止加乌贼骨、茜草、炮姜、仙鹤草、三七面。

腹痛加肉桂、小茴香、木香、乳香、没药。

腰痛加川断、狗脊。

3. 以气滞血瘀为主　婚久不孕，月经后期，量少，少腹坠胀或隐隐作痛，月经期胀痛更剧，或经前乳房胀甚，胸闷，气短，烦躁易怒。舌质暗，苔薄白微腻，脉弦。先拟疏肝理气，活血化瘀。

肝郁为主的用逍遥散合四物汤加减：当归、柴胡、赤白芍、茯苓、苏梗、郁金、川芎、川楝、陈皮、法夏。

血瘀为主的常见痛经，用少腹逐瘀汤加减：生地、当归、川芎、赤白芍、蒲黄、五灵脂、元胡、小茴香、肉桂、木香、柴胡。

白带多色黄加败酱草、蒲公英、二妙散（苍术、黄柏）。

下腹有包块加乌药、香附、桃仁、海蛤壳。

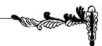

卵巢囊肿加冬葵子、茯苓。

这一型患者虽然表现以气滞血瘀为主，但其不孕之根源仍在肾，所以行气活血法常与补肾法同用，或待气滞血瘀好转后，再拟补肾调经。

4. 以湿热下注为主 婚久不孕，下腹部胀痛，白带多色黄，或月经不调，口苦，尿黄。舌苔黄腻，脉滑数。先拟清热化湿。藿朴夏苓汤加减。

方药：藿香、厚朴、茯苓、车前子、苍术、黄柏、苡仁、当归、地榆、败酱草、公英、甘草。

湿偏重，舌苔白腻，口不苦，加陈皮、法夏、蔻仁、枳壳、砂仁。热偏重，苔黄腻，带下色黄，口干苦，重用败酱、公英、地榆、黄柏。

尿黄加竹叶；腹痛甚加元胡、川楝。

这一型多合并有盆腔炎症，一般先清利湿热，再补肾调经，如湿热不重，可补肾调经兼清湿热。

四、中西医兼收并蓄

中西医的理论有相通之处。如中医理论中的肾－冲任－胞宫的作用与关系，与现代医学的垂体－卵巢－子宫轴有很相似之处，而天癸的作用又与女性激素相似。在中西医理论的指导下正确使用中西药可以提高疗效。

中药的运用：充分利用现代医学的诊疗手段，对内分泌紊乱的不孕症病人，利用阴道细胞学观察其用中药治疗后激素水平的变化。通过几十年的观察，总结出有些药物可能有助于提高女性激素水平，如巴戟天、仙灵脾、龟板、鹿角胶、紫河车、鳖甲等；有些药物可能有促排卵作用，如桃仁、红花、香附、鸡血藤等活血理气药。在辨证论治的基础

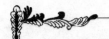

上，根据月经周期激素水平的变化，不同时期治疗的侧重不同。如月经中期以活血理气为主，促进排卵。

西药的应用：西医治疗内分泌紊乱，多用女性激素，大剂量可引起某些不良反应，长期应用易产生药物依赖性。有些顽固病例，如Ⅱ度闭经（用黄体酮后仍不能来月经），单用中药难以见效，用中药同时配合用小剂量女性激素，如每日服乙蒇酚 0.1 mg，连服 22 天，下周期重复治疗，起到诱导作用，常获得良好效果。

五、病案举例

病例一

吴某：女，31 岁。初诊日期：1995 年 8 月 21 日。

病史：结婚 8 年未孕，患者 1987 年结婚后，未避孕一直未孕，曾行输卵管通液未见异常，B 超监测排卵，可见正常排卵，子宫内膜检查有分泌期内膜。月经 19 岁初潮，周期 4~5 天 /28~30 天，量中等，色深红，有小血块，经期腰酸，无腹痛，末次月经 1995 年 8 月 7 日，5 天净。近三月有中期出血，平日常觉口干，舌质红，苔薄黄，脉沉小。

西医诊断：不孕症。

中医诊断：不孕症。

辨证分型：肝肾阴虚，冲任不调。

治则：滋补肝肾，调理冲任。

处方：生地 10 克，杜仲 10 克，巴戟天 10 克，枸杞子 10 克，女贞子 10 克，沙参 10 克，麦冬 10 克，知母 6 克，丹皮 6 克，丹参 15 克，当归 10 克，川芎 6 克，赤白芍各 10 克，砂仁 6 克。6 剂。水煎服。

二诊：1995年8月28日，患者食欲不振，小便色黄，大便正常，白带增多，色微黄。舌质红，苔根黄腻，脉沉弦。

再拟疏肝理气，清利湿热。

处方：柴胡10克，当归10克，白芍10克，茯苓10克，半夏10克，陈皮10克，川朴10克，车前子10克，苍白术各10克，黄柏6克，生苡仁10克，枳壳6克，砂仁6克，炒三仙各10克。6剂。水煎服。

三诊：1995年9月4日，基础体温（BBT）处于高温期第11天，白带量已不多，食欲好转，正值月经前期。舌质暗，舌尖红，苔黄腻，脉沉小。

再拟行气活血兼清湿热法。

处方：柴胡10克，当归10克，川芎6克，生地10克，赤白芍各10克，菟丝子10克，陈皮10克，半夏10克，路路通10克，苍白术各10克，生苡仁10克，生地榆10克，生甘草6克。6~12剂。水煎服。

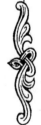

四诊：1995年9月18日。末次月经9月7日，5天净，无血块，量中等，无腰酸及腹痛。舌尖红，苔根微黄腻，脉沉小。

再拟滋补肝肾法，调理冲任。

处方：山黄肉10克，生地10克，当归10克，丹皮6克，丹参15克，枸杞子10克，女贞子10克，杜仲10克，巴戟天15克，菟丝子10克，牛膝10克，半夏10克，苍白术各10克，黄柏6克。6剂。水煎服。

五诊：1995年9月25日。腰酸痛，疲乏无力，嗜睡，近日感冒，咽部不适，舌质红，苔薄白，脉滑数。

再拟滋肝益肾兼解表。

处方：生地 10 克，当归 10 克，白芍 10 克，川芎 6 克，元参 10 克，荆芥 10 克，薄荷 3 克，半夏 10 克，陈皮 10 克，菟丝子 10 克，女贞子 10 克，枸杞子 10 克，杜仲 10 克，巴戟天 15 克，生甘草 6 克。6 剂。水煎服。

六诊：1995 年 10 月 6 日。腰酸，不思饮食，舌红，苔黄，脉沉小。

治拟滋补肝肾，调理冲任。

处方：生地 10 克，杜仲 10 克，巴戟天 15 克，菟丝子 10 克，女贞子 10 克，生甘草 6 克，茯苓 10 克，苍白术各 10 克，沙参 10 克，枸杞子 10 克，五味子 6 克，砂仁 6 克，当归 10 克，白芍 10 克。6 剂。水煎服。

七诊：1995 年，10 月 20 日，BBT 双相，高温相 24 天，查尿 HCG（＋），畏寒恶心，舌红苔黄腻，脉小滑。患者已妊娠。

治拟补肾安胎和胃。

处方：生地 10 克，桑寄生 10 克，苍白术各 10 克，黄芩 6 克，陈皮 10 克，砂仁 6 克，沙参 10 克，杜仲 10 克，菟丝子 10 克。4 剂。水煎服。

坤强谨按：初诊时根据患者婚后久不孕，月经中期出血，腰酸，舌质红，脉沉小，辨证属肝肾阴虚，用五子衍宗丸合四物汤加减，用沙参、麦冬等加强养阴作用。

二诊时患者出现食欲不振，尿黄，白带增多色黄，舌根黄腻等一派湿热阻滞之象，且脉象亦显弦象。根据急则治标的原则，改用疏肝理气，清利湿热之法，以逍遥散合四妙散加减。

三诊，服药后湿热之象渐清，正值月经将潮，舌质暗，且以往月经有血块，改用行气活血兼清湿热法。

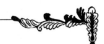

四诊时经期已过，肝郁及湿热之象已去大半，唯舌根微黄腻，舌尖红脉沉小，继用补肝肾调冲任法，少加二妙续清余热。

以后继用补肝肾调冲任法而获效。从本病例的治疗可以看出家母辨证用药的灵活性，治疗不孕症即能抓住肾虚冲任失调的根本，又能灵活应变，如出现气滞血瘀或湿热偏盛时，先行气活血，清热化湿，再治根本，所以效果彰著。

病例二

康某，女，27岁。初诊日期：1995年11月10日。

病史：原发不孕4年。结婚后服用一个月避孕药，月经量逐渐减少，经色淡红，经期腹部隐痛不舒，恶心，周期规律，基础体温（BBT）单相，月经中期以后，乳房发胀，易生气。以往大便经常不成形，近日大便干燥。末次月经1995年10月20日。舌质暗红，苔薄黄，脉沉细小。

妇科检查有宫颈糜烂，余无异常。

西医诊断：不孕症。

中医诊断：不孕症。

辨证分型：脾肾两虚，气滞血瘀。

治则：健脾益肾，理气活血。

处方：柴胡10克，当归10克，川芎6克，生地10克，赤白芍各10克，泽兰15克，益母草15克，丹参15克，牛膝10克，杜仲10克，巴戟天10克，党参10克，仙灵脾10克，郁李仁10克，生甘草6克。6剂。水煎服。

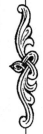

二诊：1995年12月12日，服上方12剂，月经今日来潮，量少，色红，无明显腹痛，经前乳房胀，纳食尚好，夜寐多梦。舌质淡红，边有瘀斑，脉小滑。

治拟活血理气，调理冲任。

处方：当归 10 克，川芎 6 克，生地 10 克，赤白芍各 10 克，益母草 10 克，红花 10 克，柴胡 10 克，陈皮 10 克，积壳 6 克，生甘草 6 克，香附 6 克，柏子仁 10 克，肉灰蓉 10 克，枣仁 10 克，合欢花 15 克。6~12 剂。水煎服。

三诊：1995 年 12 月 22 日。末次月经 12 月 12 日，5 天净，量中等，无痛经，上个周期 BBT 单相，现周期第 10 天，夜寐多梦，大便不成形，带下色黄。舌质暗，苔黄腻，脉沉小。

再拟补肾健脾，清利湿热。

处方：柴胡 10 克，苍白术各 10 克，生地 10 克，当归 10 克，白芍 10 克，黄柏 6 克，苡仁 10 克，枸杞子 10 克，女贞子 10 克，杜仲 10 克，巴戟天 15 克，法半夏 10 克，白蔻仁 6 克，积壳 6 克，雍白 30 克。6 剂。水煎服。

四诊；1995 年 12 月 29 日。患者疲乏嗜睡，大便不畅，小便正常，带下色黄。舌暗淡苔黄腻，脉弦细。

再拟补肾健脾，清利湿热。

处方：柴胡 10 克，沙参 10 克，杜仲 10 克，巴戟天 15 克，菟丝子 10 克，女贞子 10 克，陈皮 10 克，半夏 10 克，积壳 6 克，苍白术各 10 克，黄柏 6 克，苡仁 10 克，川朴 10 克，砂仁 6 克，生地 10 克。6 剂。水煎服。

五诊，1996 年 1 月 5 日。腹胀，有时腹痛，大便不成形，带下已少，转白色。舌红苔薄白，脉沉小。

再拟补益肝肾，调理冲任。

处方：当归 10 克，川芎 6 克，生地 10 克，赤自芍各 10 克，沙参 10 克，生甘草 6 克，杜仲 10 克，巴戟天 10 克，枸杞子 10 克，女贞子 10 克，积壳 6 克，薤白 30 克。6 剂。

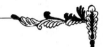

水煎服。

六诊：1996 年 1 月 12 日，月经未来潮，畏寒，BBT 处于高温相，大便已成形。舌暗红，苔薄白，脉小滑。

再拟前法继治。

处方：当归 10 克，川芎 6 克，生地 10 克，赤白芍各 10 克，陈皮 10 克，茯苓 10 克，菟丝子 10 克，女贞子 10 克，枸杞子 10 克，生甘草 6 克，砂仁 6 克，五味子 6 克。6 剂。水煎服。

七诊：1996 年 1 月 19 日，BBT 高温相 17 天，尿 HCG（＋），近日感冒，咽痛，咳嗽，不发热。舌暗红苔薄白，脉小滑。

患者已妊娠，感受风热之邪。

治拟解表清热，安胎。

处方：荆芥 10 克，薄荷 3 克，双花 10 克，杏仁 10 克，桔梗 6 克，竹叶 10 克，生甘草 6 克，玄参 10 克，生地 10 克，苍白术各 10 克，黄芩 6 克，桑寄生 10 克，杜仲 10 克，砂仁 6 克。6 剂。水煎服。

坤强谨按：初诊时根据患者经前乳房发胀，易生气，舌质暗，辨证为气滞血瘀之象，平日大便不成形，月经色淡量少，脉沉细小，为脾虚血少之征。从辨病来看，本病为不孕症，无排卵，中医认为多由肾虚所致。辨证辨病相结合，本例应为脾肾两虚，气滞血瘀，治以健脾益肾，活血理气。此时正值月经后半期，故加益母草、泽兰等加强活血功效。

二诊正值月经来潮，量少，治以理气活血为主。

三诊、四诊患者出现带下色黄，苔黄腻之湿热征象，在原治疗基础上加用清利湿热之药。

五诊、六诊湿热之象已去，脾虚已复，继以补肾调经而获效。

病例三

夏某，女，28岁。初诊日期：1995年3月7日。

病史：患者结婚2年未孕，月经周期正常，经期腹痛，伴恶心呕吐，肛门下坠，腰痛，每次需服止痛片，末次月经2月26日，7天干净，白带多。舌暗苔白腻，脉细数。

妇科检查未见异常。

西医诊断：①不孕症；②痛经。

中医诊断：①不孕症；②痛经。

辨证分型：气滞血瘀。

治则：活血行气温经。

处方：柴胡10克，生地10克，陈皮10克，半夏10克，当归10克，川芎6克，赤白芍各10克，元胡10克，生蒲黄6克，五灵脂10克，小茴香3克，木香3克，杜仲10克，巴戟天10克，肉桂6克。6~12剂。水煎服。

二诊：1995年4月3日，末次月经3月27日，痛经较前明显好转，大便干，舌暗苔薄白，脉细数。

再拟前法继治。

处方：柴胡10克，生地10克，当归10克，川芎6克，赤白芍各10克，蒲黄6克，五灵脂10克，元胡10克，肉苁蓉10克，郁李仁10克，小茴香3克，木香3克，杜仲10克，巴戟天15克，肉桂6克。6剂。水煎服。

三诊：1995年5月5日，末次月经3月27日，恶心，纳呆，右脉弦滑，左脉小滑，舌苔薄白，查尿HCG（＋）。

诊断早孕。

治拟和胃安胎。

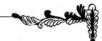

处方：桑寄生 10 克，苍白术各 10 克，黄芩 6 克，白芍 10 克，菟丝子 10 克，杜仲 10 克，砂仁 6 克，枸杞子 10 克，五味子 6 克，陈皮 10 克，生甘草 6 克，麦冬 10 克。6 剂。水煎服。

坤强谨按：本病例不孕症伴有痛经，痛经多因血瘀气滞，寒凝胞宫，故选用《医林改错》的少腹逐瘀汤，再加以补肾之药，治疗一月余即取效。《医林改错》中描述少腹逐瘀汤除治少腹积块疼痛外，尚有"更出奇者，此方种子如神，每经初见之日吃起，一连吃五付，不过四月必成胎"。临床用之确实有效。家母常用此方治疗子宫内膜异位症效果良佳。

病例四

李某，女，25 岁，已婚。初诊日期：1972 年 12 月 23 日。

病史：结婚五年未孕，月经错后，量少色淡，常感腰痛，面色㿠白，形体肥胖，胸脘痞闷，有时泛恶。末次月经 1972 年 12 月 20 日，量少，现未净，舌苔薄白腻，脉沉小滑。

西医诊断：不孕症。

中医诊断：不孕症。

辨证分型：脾肾两虚，痰湿内蕴。

治则：健脾化湿益肾。

处方：启宫丸加减。

生熟地各四钱，苍白术各三钱，云苓四钱，厚朴三钱，党参三钱，白芍三钱，当归三钱，陈皮二钱，半夏三钱，枳壳二钱，炒三仙各三钱。4 剂。水煎服。

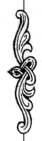

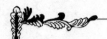

二诊：1972 年 12 月 31 日。月经 5 天干净，胸脘痞闷，恶心已好。舌苔薄白，脉沉小。妇科检查；子宫体稍小，后位，附件（－）。

服上方 8 剂，痰湿渐化，今拟健脾益肾，佐以疏肝。

党参三钱，生熟地各四钱，云苓四钱，柴胡三钱，白芍三钱，当归三钱，女贞子三钱，山药三钱，菟丝子四钱，首乌三钱，仙灵脾三钱。4 剂。水煎服。

三诊：1973 年 1 月 4 日，现正值月经中期，自觉手足心发热。舌苔薄白，脉沉小。阴道细胞检查：角化 40%～50%，形小角圆，结晶（＋＋），未见卵圆体。

再拟健脾益肾活血调经。

党参三钱，当归三钱，川芎一钱，益母草四钱，赤芍三钱，牛膝三钱，鸡血藤四钱，菟丝子四钱，女贞子三钱，枸杞子三钱，木香一钱，青陈皮各一钱。

以上方为主加减，服药 20 剂，1973 年 2 月 8 日来诊，月经未行，恶心呕吐，做妊娠试验阳性，诊断为早孕。

坤强谨按：本患者结婚五年不孕，月经错后，量少，面色㿠白，腰痛，均属脾肾两虚之证，但患者又有形体肥胖，胸脘痞闷，泛恶，舌苔腻，脉滑等痰湿之象，故先以健脾化湿为主，佐以益肾。二诊时除形体肥胖外，其他痰湿之证已除，治疗以健脾益肾为主。三诊正值月经中期，在健脾益肾的基础上，加活血调经药，以促进排卵。

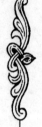

病例五

周某，女，33 岁，已婚。初诊日期：1977 年，4 月 21 日。

病史：患者月经正常，多年来经常少腹痛，白带量多，质稠，色白，腰痛，纳差，失眠，大便干。经期头痛，恶

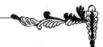

心，腹痛加重，乳房胀。6年前生产一子后未避孕，一直未孕。舌质淡红，舌苔薄白，脉弦。

妇科检查：宫颈中度糜烂，子宫后倾，双侧附件增厚，轻度压痛。

西医诊断：①继发不孕；②盆腔炎。

中医诊断：①不孕症；②带下病。

辨证分型：肝郁化热，湿热下注。

治则：清热化湿理气

处方：银柴胡三钱，丹皮二钱，川楝子三钱，败酱草四钱，苍白术各三钱，黄柏三钱，当归三钱，白芍四钱，生地四钱，砂仁一钱，木香一钱，元胡末一钱（冲服）。

外用子宫丸，治疗宫颈糜烂，每周一次，经期停用。

1977年5月17日，患者服上方加减26剂，服药后少腹痛明显减轻，白带减少，仍感腰痛，眠差，大便干，末次月经4月22日，4天净。

妇科检查：宫颈轻度潮红，子宫平位，附件右侧轻度增厚，左侧（－）。

再拟前法继治。

上方去银柴胡，加柴胡三钱，乌药三钱，夜交藤四钱。

1977年7月27日，服上方加减约一月，症状明显好转，月经正常，少腹轻微疼痛，舌苔薄白，脉弦。

妇科检查：宫颈光滑，子宫后位，正常大，活动好，附件双侧（－）。继续上方加减治疗。

患者于1977年9月16日做输卵管通液，结果为通畅。再予健脾化湿补肾调经中药治疗。

以下方加减：

党参四钱，茯苓四钱，苍白术各三钱，当归三钱，赤白

芍各三钱，川芎一钱，陈皮三钱，砂仁一钱，川楝子三钱，木香一钱，覆盆子四钱，女贞子三钱。

先后治疗约一年，于 1978 年 6 月妊娠。

坤强谨按：本例患者继发不孕，月经尚调，主要表现腹痛，白带多，质稠，为湿热下注之证；乳房胀，脉弦属肝郁气滞，故辨证为肝郁化热，湿热下注，予清热化湿理气法，待湿热清，带下病除，再拟健脾补肾调经而获效。

六、小结

通过以上五个病案的分析，可以看出家母治疗不孕症的用药特点。

1. 辨病辨证相结合

辨病：根据病的特点有专方专药，如在不孕症病机中所述，本病与肾关系最为密切，故补肾药在各不同证型中几乎自始至终应用，常用的药物如杜仲、巴戟天、仙灵脾、女贞子、覆盆子、枸杞子等，可酌情选用。

冲任不调亦为不孕症的根本原因，故调理冲任，调经养血也贯穿在治疗始终，代表方为四物汤。

辨证：每个人都存在个体差异，疾病亦是千变万化，家母治病的一个最大特点就是辨证用药非常灵活，既有定法，又有变法，以补肾调经为中心，一般若兼有气滞、血瘀、痰湿、湿热等实证者，先去邪，后治本，或据情况标本兼治。根据病人症状、舌脉的变化，随时调整治疗方药。

2. 治疗中重视湿邪的影响，有湿先祛湿。后文有专篇论述湿与妇科病的关系。

3. 在辨证辨病的基础上，注意月经周期的变化，不同时期用药亦有所侧重，如月经周期的前半期以补肾为主，后半

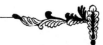

期以补肾加活血调经为主。

4. 伴有大便不成形，或慢性腹泻患者，喜用四逆散加薤白，此方出自《伤寒论》，原文："少阴病，四逆，其人或咳，或悸，或小便不利，或腹中痛，或泄利下重者四逆散主之。"方后加减言："泄利下重者，先以水三升，煮薤白三升，去滓，以散三方寸匕内汤中，煮取一升半，分温再服。"家母曾跟随近代名医范文虎先生学习，范先生平日常用本方以治泄利下重，颇见疗效，他认为"本方枳实能宣通胃气，芍药疏泄经络，柴胡启郁，甘草调中，四味已具升降通调之妙用，再加薤白通阳，俾中焦气机宣通，阳气外达，则泄利下重自愈。"用本方时注意薤白用量为 30 克，与一般治疗胸痹者不同。

崩　漏

家母曾在 20 世纪 60 年代初，与科内同道一起，研究崩漏的中医治疗，她总结了 40 例崩漏的中医治疗分析报告及证治规律，其中附有典型病例，有些是她与郑守谦老先生共同治疗的，今将其部分病例和证治规律整理如下。

一、病案举例

病例一

张某，女，33 岁，干部，已婚，病历号 11602，1957 年 2 月 17 日，急诊住院。

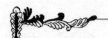

病史：因闭经 50 天，于 1957 年 1 月 6 日作人工流产术，术后情况良好，第一天血止。1 月 9 日又见阴道出血，量不多，淋漓不止，1 月 17 日血量增多，去当地医院住院，经服药打针，血未止而量减少，1 月 25 日出院。2 月 12 日出血量又增多，再去医院用同样治疗无效。2 月 17 日出血量更多，并伴有腹痛，来我院急诊收住院。刻下症状：出血有时淋漓，有时如崩，腹痛阵作，经色鲜红，有黑血块，烦躁、口渴引饮、头晕、心悸、胸闷，大小便正常，舌苔黄根厚腻，脉沉细数。

西医诊断：子宫内膜炎（流产后）。

中医诊断：崩漏。

辨证分型：热邪迫血妄行。

治则：清热止血。

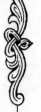

处方：荆芥炭一钱半，炒竹茹四钱，山楂炭一钱半，生白芍四钱，生柏叶五钱，地榆炭四钱，槐花四钱，藕节十个。

2 月 18 日：服药一剂，腹痛口渴均减轻，血量减少，能四五个小时不出血，色鲜红渐转暗色，食欲增加，舌苔厚腻稍退，脉沉细。

再拟清热凉血止血。

处方：大生地五钱，益母草五钱，炒竹茹四钱，藕节十个，山楂炭一钱半，生白芍三钱，生柏叶五钱，荆芥炭一钱半，地榆炭四钱，黄芩炭二钱。

服上药两剂后血渐减少而未净，再加木耳炭、阿胶珠等养阴止血药，服 12 剂血止，全身症状减轻，食欲增加，舌质红，舌苔已化。再以养血滋阴清热为主治疗，药用当归、白芍、地黄、百合、北沙参、阿胶珠、鸡内金等药加减，共

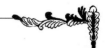

服药两月，月经基本规律，出血量正常而痊愈。

坤强谨按：根据患者经色鲜红、烦躁、口渴引饮、舌苔黄腻、脉沉细数，辨证属热邪迫血妄行，因病势较急，先治其标，即所谓"塞流"，以止血为主，选用即能止血，又有凉血作用的药。待血减少、病势缓和后，根据舌脉证的变化，再拟养阴清热之剂以"澄源"。

病例二

赵某，女，27 岁，干部，已婚，病历号 2639。初诊日期：1959 年 6 月 15 日。

病史：以往月经周期 40 余天，7 天干净，自半年前因劳动过度后引起月经不规律出血，初起量多，以后则淋漓不断，持续一月多不止，曾在当地西医院住院，诊断为功能性子宫出血。注射麦角后月经可停止，但过半月又来。曾刮宫一次，服中药三十剂治疗效果均不明显。刻下症状：前日月经来潮，量多，腹中窜痛较甚，头晕沉重，全身关节疼痛，面色青黯，面部稍有浮肿，烦躁，大便干，小便黄，舌苔薄腻，脉弦紧。

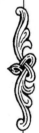

西医诊断：功能性子宫出血。

中医诊断：崩漏。

辨证分型：气滞血瘀，风邪阻络。

治则：行气活血祛风。

处方：当归三钱，威灵仙三钱，藁本一钱，丹参三钱，炙香附子一钱半，荆芥炭一钱，赤石脂三钱，橘核七分，白芍三钱。4 剂。水煎服。

二诊：6 月 30 日，服上药四剂，出血未净，量虽减少，但症状无明显改善，腹痛一阵排出黏条状血块，痛则减轻，

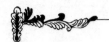

心中作热，烦躁，失眠，臂腿麻木。苔薄腻，脉弦紧。

证属气滞血瘀兼有热，再拟行气逐瘀清热法。

处方：竹叶一钱半，白薇四钱，丝瓜络三钱，香附子一钱半，青皮四分，桃仁四分，仙鹤草五钱，白芍一钱半，活络效灵丹五钱（布包煎）。4 剂。水煎服。

三诊：7 月 7 日，服上药 2 剂即血止，后继服 2 剂腹痛减轻，烦热，四肢麻木均好，再拟原方去桃仁，加生地四钱，3 剂。

后则以养阴清热理气为主，共服中药 40 剂，腹痛止，月经出血量及周期均正常，面色发青好转，浮肿消退，关节疼痛缓解，脉弦而不紧，苔净。

坤强谨按：患者一诊时因面色青黯，腹中窜痛，头沉，全身关节痛，脉弦紧，辨证为气滞血瘀，风邪阻络，用行气活血祛风药，服药后虽经量有所减少，但全身症状无明显好转。据患者腹痛排出血块后痛减，考虑仍属血瘀证，且心中作热，烦躁，为内有郁热，用桃仁，活络效灵丹加强活血作用，青皮、香附，行气，竹叶、白薇清热，白芍养血，丝瓜络通络，仙鹤草止血，共奏活血行气清热之功，服药 4 剂血止，诸症均明显好转，最后以养阴清热理气调理而愈。

病例三

王某，女，33 岁，邮局干部，已婚，病历号 15641。初诊日期：1958 年 7 月 31 日。

病史：患者月经不规律，有时超前，有时延后，周期 20~50 天，每次经量不多，基本正常，3~5 天干净，无痛经，曾在西医院检查，子宫附件未见异常。这次月经 6 月12 日来潮，初起量少，淋漓不止，到 6 月 30 日上午出血较

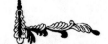

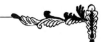

多，31日下午突然大量出血不止，其家属来请出诊治疗。刻下症状：患者出血量多如崩，神识清楚，颜面苍白，气短心悸，头晕眩，口干，胃脘不舒，睡眠不宁。脉沉软无力，舌淡苔薄白。

西医诊断：功能性子宫出血。

中医诊断：崩漏。

辨证分型：气血亏虚。

治则：益气养血止血。

处方：炙黄芪四钱，党参三钱，当归身三钱，杭白芍三钱，益母草三钱，槐花炭三钱，侧柏叶三钱，地榆炭三钱，蕲艾炭八分，血余炭三钱，山楂炭三钱，木瓜一钱。1剂。水煎服。

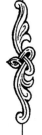

二诊：1958年8月1日，服药1剂，出血量明显减少，只觉头晕眩沉重，全身无力，睡眠较前好，食欲正常，脉沉小软，苔薄白。

再拟前法继治。

处方：生熟地（砂仁一钱拌）各四钱，党参三钱，炙黄芪四钱，益母草三钱，杭白芍三钱，炒白术三钱，炙甘草一钱，当归身三钱，蕲艾炭七分，槐花炭三钱，侧柏叶三钱，血余炭三钱。

上方连服九剂出血止，以后月经正常，观察一年无复发。

坤强谨按：患者月经出血量多如崩，面色苍白，心悸气短，头眩，脉沉软无力，苔薄白，属气血两虚，冲任不固，病势危急，恐气随血脱，故用益气养血止血法，方中以补气的党参、黄芪为主药，正如李东垣所说："血脱益气，古圣人之法也。"

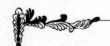

病例四

苏某，女，22 岁，家庭妇女，已婚，病历号 48924。初诊日期：1959 年 8 月 4 日。

病史：月经初潮 15 岁，周期 34~55 天，4 天干净，量中等，有黑血块，腹痛不明显。此次月经于 7 月 7 日来潮，因生气而淋漓不止，至 8 月 1 日经量加多，色鲜红有血块，曾注射止血针，疗效不显著。刻下症状：月经出血量多，色鲜红，有血块，腹痛腰酸，头晕，口不干，手足心发烧，胸闷，大小便正常，舌苔薄腻，脉弦滑。

西医诊断：功能性子宫出血。

中医诊断：崩漏。

辨证分型：肝经郁热。

治则：疏肝清热，佐以止血。

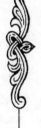

处方：银柴胡一钱，全当归三钱，杭白芍三钱，粉丹皮二钱，黑山栀三钱，大生地四钱，阿胶珠三钱，仙鹤草三钱，卷柏一钱半，棉子炭三钱，炒白术二钱，清甘草六分。3 剂。水煎服。

二诊：服上药 1 剂即血止，后继服 2 剂，觉少腹部尚有轻微疼痛，其他症状均有好转，再从原方去卷柏、甘草，加沙参三钱，香附子一钱半，服 3 剂诸症缓解停药，以后月经正常。

坤强谨按：患者因情志不舒而起病，大怒伤肝，往往多见肝热之证，本病例月经出血量多，色鲜红，手足心发热，均为肝郁化热之征，用丹栀逍遥散加止血药，以清肝疏肝。药证相符，可谓药到病除。

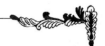

二、崩漏证治规律

古人治疗崩漏证，有"塞流""澄源""复旧"三个步骤，到今天仍有很重要的参考价值。

（一）塞流

"塞流"就是止血，是治标之法。因崩、漏有病势缓急的不同，故应采取"急则治其标，缓则治其本"的原则。在暴崩欲脱的情况下，应以止血固脱为要。

止血药物很多，药性有寒热之不同，亦应根据辨证选用药物。因热迫血妄行的可选用：藕节、地榆、黄芩、大黄、丹皮、生柏叶、槐花、卷柏等；虚寒证用炮姜炭、炒艾叶；血瘀证选用茜草炭、山楂、三七、蒲黄炭、血余炭；虚证可选用旱莲草、仙鹤草、阿胶。还有一些药以收涩为主，各型均可选用，如乌梅炭、煅龙牡、陈棕炭、棉子炭、乌贼骨等。

以上这些药物本身即有止血作用，有些炒炭后止血作用更强，所谓"黑能止红""炭止法"可酌情应用。

固脱多用益气固脱法，正如李东垣所说："血脱益气，古圣人之法也。先补胃气以助生发之气，故曰阳生阴长，诸甘药为之先务，举世皆为补，殊不知甘能生血，此阳生阴长之理也，故先理胃气，人之身内胃气为宝。"多选用补中益气汤，重用参芪。

以上所举病例初诊多为"塞流"治法。

（二）澄源

"澄源"即针对疾病的本质进行辨证论治，是在崩漏病

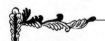

势稍缓解，或由崩转漏以后所采取的治本之途。

崩漏临床常见的有五种证型，即血热、血瘀、肝肾亏虚、脾不摄血、肝郁气滞。

血热型：主症，经色紫黑成块，腹胁胀痛，面赤唇红，喜凉恶热，心烦口苦，大便干燥，小便短赤，脉数，舌赤，苔黄。治宜清热止血调经。选方，可用荆芩四物汤，热多的用知柏四物汤，肝郁血热用丹栀逍遥散。热易伤阴，故多在以上方药基础上加入沙参、麦冬等养阴之药。

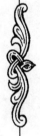

血瘀型：主症，经行不畅，色黑夹块，少腹胀痛，拒按，瘀血出则胀痛缓，面色青黯，脉实有力，舌质紫黯。治宜行气活血化瘀。方选四物汤加桃仁，或四物汤合失笑散。

肝肾不足：崩漏日久，去血过多，面色无华，皮肤干糙，腹无结块，痛喜热按，头晕目眩，耳鸣，食减，神疲肢懒，腰酸背痛。治宜补益肝肾。根据肾阴虚、肾阳虚之不同，选用左归饮、右归饮加减。

脾不摄血：主症，素体脾虚胃弱，纳少体疲，怔忡健忘，大便不实，出血量多，腹部喜暖喜按或下坠，舌淡，脉虚弱无力。治宜健脾益气养血。方选归脾汤、补中益气汤。

肝郁气滞：经行不畅，色紫红有块，神情烦躁，胸胁痞满，脘腹胀痛，甚则面赤，脉弦而有力。治宜疏肝理脾，凉血止血。方选丹栀逍遥散加减。

（三）复旧

"复旧"是恢复气血的正常活动。月经有周期性，这次通过上述治疗，血止后，下次来月经有可能再复发，所以还应继续治疗一段，以使脏腑气血功能恢复，彻底治愈。

治疗崩漏的三个步骤又不可截然分割，临证时常交互使用。

三、中西医结合研治功能性子宫出血

西医的功能性子宫出血（简称"功血"），属中医的崩漏范畴，但崩漏范围很广，功血只是其一。20世纪70年代开始，家母用中西医结合的方法对功血的治疗进行研究。认为功血从中医来看，主要因肾虚，肾的阴阳不调所致。临证将其分为脾肾阳虚、肝肾阴虚、气血两虚型。气血两虚多因出血过多所致，其本仍为肾虚。对证使用右归饮、左归饮、八珍汤等方。并采用阴道细胞学检查等方法，观察病人用药后激素水平的变化，研究中药的作用及疗效。具体内容可参看诊余漫话部分有专篇论述。下面仅举两个病例，以观其治疗方法及思路。

病例一

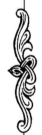

王某，女，35岁，已婚。初诊日期：1976年12月1日。

病史：患者结婚5年未孕，以往月经尚正常，近几月来周期紊乱无规律，出血量多，淋漓不止，末次月经1976年11月11日，开始量多，以后量少，持续16天，于11月27日干净。现症：恶心，纳差，便溏，夜寐多梦，时有盗汗，舌质红，舌苔薄白，脉沉细。

妇科检查：宫颈糜烂，子宫后倾，双侧附件正常。阴道细胞示：表层细胞为主，角化40%。曾做子宫内膜检查为子宫内膜增生。

西医诊断：①功能性子宫出血；②不孕症；③宫颈糜烂。

中医诊断：①崩漏；②不孕症。

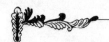

辨证分型：肝肾阴虚，冲任不调。

治则：补益肝肾，调理冲任。

处方：生熟地各四钱，女贞子四钱，枸杞三钱，当归三钱，赤白芍各三钱，川芎一钱，党参四钱，茯苓四钱，丹参三钱，丹皮二钱，陈皮三钱，牛膝三钱。6剂。水煎服。

二诊：1976年12月8日，月经于昨日来潮，量多，无血块，无痛经，周身乏力。舌质淡红，舌苔薄白。再拟补肾调经。

处方：生地四钱，当归三钱，白芍四钱，党参四钱，丹参三钱，丹皮二钱，陈皮三钱，女贞子三钱，旱莲草三钱，地榆炭三钱，蒲黄炭三钱，三七末一钱。6剂。水煎服。

三诊：1976年12月14日。末次月经12月7日来潮，5天干净，夜寐多梦，盗汗，纳差，大便正常。舌质红，舌苔薄白，脉沉细。

再拟前法化裁。

处方：生熟地各四钱，女贞子三钱，枸杞子三钱，旱莲草三钱，麦冬三钱，巴戟天三钱，当归三钱，白芍四钱，党参四钱，茯苓四钱，丹参三钱，丹皮二钱。6剂。水煎服。

四诊：1976年12月21日。月经周期第15天，夜寐多梦，盗汗，饮食欠佳。舌红，苔薄白，脉沉细。

阴道细胞检查，表层细胞，角化50%。

以上方为主，随证加减，服药两个月后，月经周期在30~34天，每次6~7天干净，但基础体温单相。

继续服药两月后，月经周期6~7天/28~29天，量偏多，已恢复到功血以前的月经量，崩漏已治愈。基础体温已成双相，取子宫内膜检查，报告大部分为中晚期分泌期子宫

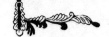

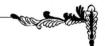

内膜。

坤强谨按：本例患者，月经量多，淋漓不止，中医辨证无明显肾阴虚及肾阳虚表现，而以便溏纳差等脾虚表现为主，但如前所述，认为功血的病机以肾虚为主，结合患者有盗汗，舌红，故以补肾阴为主，辅以党参、茯苓等健脾药。同时观察激素水平的变化，治疗前阴道细胞及子宫内膜检查均提示无排卵，通过治疗，月经正常，基础体温和子宫内膜活检均表明有排卵，功血临床治愈。

病例二

李某，女，27岁，未婚。初诊日期：1978年8月17日。

病史：月经周期提前，血量多，周期7天/20天，小腹痛，发凉。平日饮食睡眠二便均调。末次月经1978年8月7日，至今已10天仍未净，血量多。舌质淡红胖嫩，舌苔薄白，脉沉小。

西医诊断：功能性子宫出血。

中医诊断：崩漏。

辨证分型：气血两虚，冲任不固。

治则：补气养血止血。

处方：党参10克，生黄芪15克，茯苓10克，白芍10克，丹皮6克，地榆炭10克，仙鹤草10克，血余炭10克，陈皮10克，蔻仁6克，五味子6克，大小蓟各10克。4剂。水煎服。

二诊：1978年8月21日。出血未净，量仍多，有血块，头晕腿软。舌质淡黯，舌苔薄白，脉沉细。

再拟益气养血，活血止血。

处方：党参10克，生黄芪15克，当归10克，白芍10

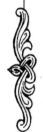

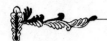

克，丹皮 6 克，地榆炭 10 克，石榴皮 10 克，黄芩炭 10 克，紫河车 10 克，蒲黄炭 6 克，陈皮 10 克，蔻仁 6 克。3 剂。水煎服。

三诊：1978 年 8 月 24 日。服药后血已减少，乏力，四肢发凉，头晕，无腹痛。舌质淡，舌苔薄白，脉沉细。上方去当归，加阿胶珠 10 克。4 剂。水煎服。

四诊：1978 年 9 月 5 日。服上方 8 剂，服第四剂时出血已止。舌淡苔白腻，脉细小。

阴道细胞检查，表层细胞为主，细胞形小角圆。基础体温单相。

再拟益气养血补肾法。

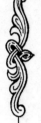

处方：党参 10 克，生黄芪 15 克，当归 10 克，白芍 10 克，茯苓 10 克，白术 10 克，枸杞子 10 克，陈皮 10 克，蔻仁 10 克，鸡血藤 10 克，五味子 6 克，覆盆子 10 克。6 剂。水煎服。

五诊：1978 年 9 月 12 日，末次月经 8 月 7 日，现未来潮，腹胀，仍感乏力，四肢发凉，头晕，舌质淡，苔薄白，脉沉细。

再拟温补脾肾调经法。

处方：淡附片 6 克，当归 10 克，赤白芍各 10 克，党参 10 克，茯苓 10 克，鸡血藤 10 克，丹参 10 克，仙灵脾 10 克，木蝴蝶 6 克，狗脊 10 克，紫河车 10 克，桃仁 10 克。6 剂。水煎服。

六诊：1978 年 9 月 19 日。月经 9 月 16 日来潮，量中等，色红，现感乏力，腰酸，舌质淡嫩，少苔，脉沉小。

再拟滋补肾阴阳法。

上方去桃仁、赤芍、鸡血藤、丹参，加枸杞 10 克，女贞子 10 克,地榆炭 10 克,覆盆子 10 克。6 剂。水煎服。

患者此次月经 6 天即止。继续用此方加减,10 月 19 日,阴道细胞表层为主,角化 20%,成堆,有折卷,基础体温双相,10 月 20 日月经来潮,6 天干净,腹不痛。又服药 1 月,月经周期基本正常,6 天干净,基础体温呈双相。

坤强谨按:患者月经出血不止,已现气血不足之象(舌质淡胖嫩),先拟益气养血止血,亦为塞流之意。二诊时血仍未止,有血块,舌黯,故加活血止血药,血止后,根据患者四肢发凉,舌淡,脉沉细等症,以补肾阳为主治疗而获效。从基础体温来看,由单相转为双相,阴道细胞涂片由无排卵到提示有排卵,说明卵巢功能恢复正常。

以上二则病例,均以补肾为主,使患者从无排卵到有排卵,说明补肾中药对调整女性激素和促进排卵是有一定疗效的。

闭　经

病案举例

病例一

张某,女,31 岁。初诊日期:1994 年 2 月 18 日。

病史:患者以往月经周期正常,无痛经。1992 年 10 月去北戴河正值经期,游泳后月经闭止不行,闭经 1 年余,肌注黄体酮可来潮,否则不来月经。末次月经 1994 年 2 月 13

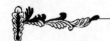

日（肌注黄体酮来潮），今未净，量不多，现自觉心烦易怒，纳眠尚可，二便调，平日白带偏多，色黄。舌质暗苔黄腻，脉沉小。

西医诊断：继发性闭经。

中医诊断：闭经。

辨证分型：肝郁气滞，下焦湿热

治则：疏肝调经，清利湿热。

处方：柴胡 10 克，生地 10 克，当归 10 克，川芎 6 克，赤白芍各 10 克，苍白术各 10 克，黄柏 6 克，茯苓 10 克，猪苓 10 克，泽泻 10 克，车前子 10 克，杜仲 10 克，生地榆 10 克，五味子 6 克。6 剂。水煎服。

二诊：1994 年 2 月 25 日。服药 3 日后月经已净，自觉近来记忆力明显减退，腰酸，白带多，色不黄，时有烦躁，睡眠欠佳，舌暗红苔薄白，脉小滑。

再拟疏肝益肾，活血调经。

处方：柴胡 10 克，苏梗 6 克，郁金 10 克，生地 10 克，当归 10 克，赤白芍各 10 克，川芎 6 克，枸杞子 10 克，巴戟天 10 克，仙灵脾 10 克，牛膝 10 克，丹皮 6 克，丹参 1.5 克，泽兰 10 克，杜仲 10 克，元胡 10 克。6 剂。水煎服。

三诊：1994 年 3 月 4 日。腰酸已好，记忆力亦感好转，白带量减少，无烦躁，夜寐多梦，舌淡暗苔薄白，脉沉小。

再拟健脾益肾调经。

处方：党参 10 克，苍白术各 10 克，茯苓 10 克，炙甘草 10 克，生地 10 克，当归 10 克，赤白芍各 10 克，川芎 6 克，覆盆子 10 克，女贞子 10 克，枸杞子 10 克，杜仲 10 克，巴戟天 10 克，牛膝 10 克，益母草 15 克。6 剂。水煎服。

四诊：1994 年 3 月 11 日。症同前，舌暗淡，脉沉小。

再拟前法继治。

方药：党参 10 克，生黄芪 15 克，覆盆子 10 克，杜仲 10 克，陈皮 10 克，苏梗 6 克，丹皮 6 克，丹参 15 克，生地 10 克，当归 10 克，川芎 6 克，赤白芍各 10 克，牛膝 10 克，益母草 15 克。6 剂。水煎服。

五诊：1994 年 3 月 18 日。月经于 3 月 12 日来潮（未用黄体酮），4 天净，量中等，除第一天感少腹轻微隐痛外未再腹痛，白带不多，口干欲饮，舌质暗红嫩，边有齿痕，苔薄白，脉沉细小。

再拟补气养血，益肾调经。

处方：太子参 10 克，柴胡 10 克，生地 10 克，当归 10 克，川芎 6 克，赤白芍各 10 克，苍白术各 10 克，知母 6 克，茯苓 10 克，杜仲 10 克，巴戟天 10 克，仙灵脾 10 克，牛膝 10 克，益母草 15 克，丹参 15 克。6 剂。水煎服。

以此方加减调理而愈。

坤强谨按：本病例患者游泳后出现闭经，初诊时主要表现心烦易怒，舌质暗，为肝郁气滞之象。病由游泳所致，平日白带多，下焦湿邪偏胜，日久易化热，故病人出现黄腻苔，辨证为肝郁气滞，下焦湿热，治以疏肝调经，清利湿热。

二诊出现腰酸，记忆力减退等肾虚之象，舌质暗，时有烦躁，仍有肝郁气滞之征，但湿热之象已轻。治以疏肝益肾，活血调经。虽无明显血瘀之象，而用泽兰、丹参等活血药，因为此时正值月经中期，加用活血之药，可能有助于排卵。

三诊以后，肝郁湿热之象已除，主要治以益肾调经，因其舌质淡，认为气血不足，原已有养血药，故加入参、芪以

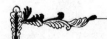

益气，经调理而愈。

病例二

孙某，女，20岁，未婚。初诊日期：1992年4月20日。

病史：继发闭经3年，3年前不明原因出现月经闭止不行，做人工周期能来潮，停人工周期则不来月经，末次月经1991年10月，平时常头痛绵绵，有时两侧小腹隐痛，自觉腰酸乏力，舌质红，苔薄白，脉沉小。

检查：阴道细胞表层为主，角化40%。

西医诊断：继发性闭经。

中医诊断：闭经。

辨证分型：肝肾阴虚，冲任失调。

治则：补益肝肾，调经活血。

处方：枸杞子10克，女贞子10克，生地10克，当归10克，川芎10克，巴戟天10克，紫河车10克，益母草10克，赤白芍各10克，丹参15克，茯苓10克，桃仁10克，红花10克，柴胡10克。6剂。水煎服。

黄体酮20mg×3支，20mg，肌内注射，每日1次。

二诊：1992年4月27日。经用黄体酮，月经于4月25日来潮。经前鼻有出血，量不多，现月经量多，时有头痛，舌红苔薄白，脉沉小。

再拟滋肝益肾调经。

处方：生地10克，牛膝10克，当归10克，菊花10克，川芎6克，赤白芍各10克，女贞子10克，丹皮6克，丹参10克，杜仲10克，茯苓10克，巴戟天10克。6～14剂。水煎服。

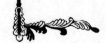

乙蔗酚 1mg×22 片，1mg，每日一次，口服，于月经第 5 天开始服用。

黄体酮 20mg×3 支，20mg，每日一次，肌内注射，于服乙蔗酚第 20 天开始。

三诊：1992 年 5 月 25 日。服上方 28 剂，做西药人工周期，月经 5 月 24 日来潮，无何不适，舌质红苔白，脉沉小。

再拟滋肝益肾调经。

处方：生地 10 克，当归 10 克，川芎 6 克，赤白芍各 10 克，沙参 10 克，杜仲 10 克，枸杞子 10 克，女贞子 10 克，生地榆 10 克，生甘草 6 克，苏梗 6 克，茯苓 10 克。6 剂。水煎服。

继续做人工周期。

四诊：1992 年 6 月 1 日。末次月经 5 月 24 日，8 天净，量不多，从第五天服乙蔗酚，现无何不适，舌淡红，苔白，脉沉小。

再拟滋肝益肾调经。

处方：生地 10 克，当归 10 克，川芎 6 克，赤白芍各 10 克，杜仲 10 克，巴戟天 10 克，女贞子 10 克，枸杞子 10 克，丹皮 6 克，丹参 10 克，砂仁 6 克，茯苓 10 克。6~12 剂。水煎服。

连续做 3 个月人工周期，同时服补益肝肾调经中药，以上方为主加减，月经前及经期加活血药，如丹参、鸡血藤、益母草、丹皮等。停用人工周期后，中药继续用上法治疗 3 个月，每月能正常来月经。

坤强按：患者闭经日久，单纯用西药人工周期效果不理想，若单纯用中药恐见效亦慢，属难治之证。故先作 3 个月人工周期，同时给予中药治疗。根据其闭经伴腰酸乏力，头

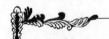

痛，舌红，辨证属肝肾阴虚，用女贞子、枸杞子、杜仲等补肾药合四物汤补肾调经，虽以肝肾阴虚为主，方中常加巴戟天、紫河车等补肾阳药，是以阴中求阳。

病例三

汪某，女，28岁，已婚。初诊日期：1962年，8月14日。

病史：闭经2年，结婚5年不孕。月经16岁初潮，周期正常，2年前无明显原因出现闭经，在西医院诊断继发性闭经，曾做人工周期能来月经，但停药后又闭经，末次月经1962年6月5日（经人工周期来潮）。刻下症：腰酸怕冷，食欲不振，胃脘胀满，大便偏干，舌质淡嫩，舌苔薄白腻，脉沉细无力。

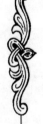

阴道细胞角化30%，女性素水平偏低。

西医诊断：①继发性闭经；②不孕症。

中医诊断：①闭经；②不孕症。

辨证分型：肾阳亏虚，兼有湿阻中焦。

治则：温补肾阳兼化湿。

处方：仙灵脾三钱，淡附片二钱，肉苁蓉三钱，牛膝三钱，丹参三钱，陈皮三钱，法半夏三钱，砂仁二钱，防风一钱，老蔻一钱，神曲三钱。6~12剂。水煎服。

二诊：1962年8月25日。服上方12剂，月经于8月24日来潮（未用西药），经量尚可，腹不痛，腰酸，怕冷，舌质淡嫩，苔薄白微腻，脉沉细无力。

再拟原法继治。

处方：仙灵脾三钱，锁阳三钱，淡附片二钱，续断三钱，牛膝三钱，陈皮三钱，川朴三钱，老蔻一钱，枳壳二

钱，半夏三钱，当归三钱，丹参三钱。6~12剂。水煎服。

三诊：1962年9月15日。末次月经8月24日来潮，7天干净，无明显不适，舌质淡嫩，舌苔薄白，脉沉细。阴道细胞角化30%~40%，大小不等。

再拟肾阴阳两补，活血调经。

处方：淡附片二钱，仙灵脾三钱，锁阳三钱，巴戟天三钱，龟板三钱，鳖甲三钱，党参三钱、炒白术三钱，赤白芍各三钱，紫丹参三钱，泽兰叶三钱。

四诊：1962年11月7日。服上方一月余，月经未来潮，查阴道细胞角化60~70%。继续用补肾活血调经法，上方继服，6~10剂。

五诊：1972年12月8日。患者月经仍未来潮，近半月感恶心，呕吐，脉象滑数。做青蛙试验呈阳性，诊断早孕。

坤强谨按：本患者闭经两年，表现腰酸怕冷，舌质淡嫩，脉沉细无力，辨证属肾阳不足；又见胃脘胀满，舌苔白腻，兼有湿滞中焦。治以补肾阳兼清湿邪。服药后月经来潮，湿邪已清。后继用肾阴阳双补法，用附戟二甲丸加减以促排卵。附子、巴戟天温补肾阳，龟板、鳖甲为血肉有情之品，滋补肾中真阴，家母常用此方加减治疗功能性闭经、不孕症，认为有促进排卵的作用。该患者服药后女性素水平增高，最后受孕。

病例四

此病例根据母亲回忆口述记录。

余某：女，20岁，学生。

病史：月经13岁初潮，每隔二个月来潮，每次10多天血止，量正常，无腹痛等症状。在15岁那年夏天划船落

水，适值月经期，又一次在经期游泳，以后月经紊乱，来无定期，能持续 10~20 天不止，继则闭经。发现身体渐渐发胖，在 3~4 个月中体重由 80 斤增加到 120 斤，自觉后脑部沉重坠胀，项强不舒，嗜眠，浮肿，接触事物反应迟钝，哭笑无常，纳呆，大便泄泻，每日 2~3 次，无腹痛。1982 年 1 月去首都医院内分泌科拍 X 片检查，显示蝶鞍大，怀疑垂体瘤，患者惧怕手术，于 1983 年 3 月来我院门诊治疗。

就诊时主要症状：闭经半年，形体发胖，嗜眠倦怠，纳差腹胀，腹泻日 2~3 次，无腹痛，畏寒喜暖，喜食厚味之物。舌苔白厚腻，舌质淡嫩，脉沉小。

西医诊断：①闭经；②垂体瘤？

中医诊断：①闭经；②泄泻。

辨证分型：湿困脾阳，肾阳亏虚。

治则：通阳化湿，健脾温肾。

方药：金匮肾气丸合四逆散加薤白

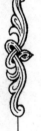

淡附片 6 克，肉桂 6 克，生地 10 克，山萸肉 10 克，茯苓 10 克，泽泻 19 克，丹皮 6 克，柴胡 10 克，枳壳 6 克，白芍 10 克，生甘草 6 克，薤白 30 克，川朴 10 克，陈皮 10 克。

以上方加减，治疗 4~5 个月，月经逐渐来潮，后用金匮肾气丸、附子理中丸成药调理，冬天嘱服当归生姜羊肉汤加附子，以后月经每月来潮，腹泻亦止，症状消失，能继续上学。

坤强谨按：患者在经期感受水湿之邪，以致湿困脾阳，运化无权则出现腹泻，嗜眠，倦怠，纳差，腹胀等脾虚湿盛之证，脾阳虚导致肾阳不足，故畏寒肢冷，舌淡嫩，脉沉小，以致冲任不调，月经紊乱，闭经。本病的关键在于湿困脾阳，而致肾阳不足，治疗则以通阳化湿，健脾温肾为主。

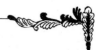

家母治疗闭经的体会：

闭经病因比较复杂，有生理性的停经，如在妊娠期，哺乳期，不来月经，不属病态；有子宫局部病变，如发育不良，子宫内膜结核；有内分泌不调所致闭经。因此在临床实践中，必须详细询问病史，在有条件的地方，应做妇科及一些相关的检查，明确病因。如果因结核病或其他慢性病引起的闭经，必须先治疗其主要疾病。

闭经的中医病因可分虚实两种，虚者多为肝、脾、肾三脏亏损，气血不足，血海不充，冲任受损而月经不行。实证有实邪阻隔，气血痰湿凝滞于胞宫，导致任脉不通而经闭。

临床常见证型有：脾肾阳虚、肝肾阴虚、气血两虚、气滞血瘀、寒湿凝滞。脾肾阳虚的可用右归饮合附子理中汤，肝肾阴虚的用左归饮或五子衍宗丸，气血两虚的酌情选用八珍汤、十全大补、归脾汤，气滞血瘀的可用桃仁红花煎，寒湿凝滞的，偏寒的用温经汤，偏湿的用苍附导痰丸。均随证酌情加减。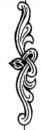

从现代医学来看，功能性闭经，大都因内分泌功能紊乱所致，如脑下垂体功能低下，阴道细胞反应出激素水平低落，这种闭经治疗比较困难。另外卵巢功能紊乱，有雌激素水平低所致的闭经，也有雌激素水平高的，后者常表现为先闭经，后出现出血量多，以致淋漓不止。据临床观察体会，一般脑下垂体功能低下的闭经，雌激素水平低的，多见脾肾阳虚，可用金匮肾气丸、右归饮、附子理中汤等温补肾阳药有效。卵巢功能紊乱，雌激素水平高的，一般多见肝肾阴虚，可用六味地黄、左归饮、五子衍宗丸、加味逍遥丸等方加以活血通络之品。

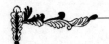

痛　经

本文是根据母亲所写的讲稿整理而成。

痛经是指妇女正值经期或行经前后，出现周期性小腹疼痛，或痛引腰骶，甚则剧痛昏厥之证。痛经分原发性与继发性痛经，前者是指生殖器官无器质性病变的痛经，后者系指由于盆腔器质性病变如子宫内膜异位症、盆腔炎等所引起的痛经。

痛经亦有虚实之分，临床常可分为虚寒型、气滞血瘀型和肾虚型。根据临床体会，虚寒型和气滞血瘀型最为常见，这里主要介绍这两型

一、虚寒型

病因病机：患者素体虚寒或大病之后或产后、经期出血过多，亦有生育过多，劳动过度，营养不良等致气血亏耗。气血不足则气失温煦，血失濡润，经水畅行受阻而致经行腹痛，疼痛以经后更甚。此种纯属虚寒的痛经，临床所见不多，多数是虚中夹实。如虚寒之体经期误食生冷瓜果，或经期误入冰雪冷水等，而致胞宫营血凝结为瘀，不得畅行，不通则痛；如脾胃运化失权，寒湿凝结，冲任受阻，经行腹痛。此虚实夹杂之证占多数。

主症：经期或经后少腹绵绵作痛，腰腹寒冷喜按喜热，量少色淡，或色暗，有血块，经量稍多即腹痛加剧，或经来量少不畅。面色㿠白或萎黄，怕冷，头晕心悸，形体瘦弱，

疲惫无力，两腿酸软，小便清或频数，大便不规律，白带清稀，舌苔薄白，脉沉小无力。

治则：温经益气，养血活血。

方药：大温经汤（《金匮要略》）加减。

吴茱萸、桂枝、当归、芍药、川芎、阿胶、丹皮、人参、麦冬、姜半夏、炙甘草、生姜、大枣。

本方有温经、活血、益气、养阴之功，适用于妇女病律血亏耗，正气已伤，胃气不足，寒凝胞脉，瘀血未净的虚实夹杂证。不仅用于痛经，还可治疗闭经、不孕症、月经不调等病。

加减：虚证明显的重用人参补元气（现一般用党参）；胃阴亏损者可重用麦冬；气滞者可加香附、苏梗；寒凝者可加肉桂、苏叶，去麦冬、阿胶；血瘀的可加赤芍、刘寄奴、鸡血藤，去阿胶。

治痛经患者平时可以原方服用，但在经前或经期时，以原方去麦冬、阿胶，加元胡、香附、小茴香、鸡血藤等理气活血药，腹胀甚者可加木香。

附：个人经验方

归麻辛萸散寒汤：当归、川芎、麻黄、桂枝、白芍、细辛、干姜、炙甘草、吴茱萸、元胡。

本方是从当归四逆散化裁而来，方中麻黄温经散寒，桂枝温经通络，细辛散少阴寒邪，三药合用祛风寒以胜湿邪，更加吴茱萸暖肝散寒，干姜温中止痛以治中下焦之寒湿，再以当归、白芍养血和血，川芎、元胡活血止痛，炙甘草调和诸药，共为温经散寒，活血止痛之方。

本方适用于风寒湿邪所致的痛经，女子经期偶感风寒湿邪，以致寒湿凝滞，骤然月经停止，或经量明显减少，腹痛

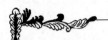

喜按，全身恶寒发热，关节酸痛。

服本方2~3剂后即可见效，如果少腹冷痛，喜按，血流不畅可加肉桂、益母草。也可以针刺关元穴加艾灸，得汗出，少腹温暖后痛止。

二、气滞血瘀型

病因病机：患者素性急躁或经期产期过度忧愁悲郁，久则损伤肝气，肝失条达，气机不利，气滞则血凝，不通则痛。

主症：经前经期少腹胀痛，拒按，下坠，月经不畅，经色紫暗夹有血块，量少黏稠，血块下则痛减。常伴有胸闷、胁胀痛，烦躁易怒，乳房胀痛，甚则恶心呕吐，痛厥。舌苔薄腻舌质暗紫，脉弦数或滑。

治则：理气活血，化瘀止痛。

方药：少腹逐瘀汤加减。

当归、赤芍、川芎、小茴香、没药，元胡、肉桂、蒲黄、五灵脂、炮姜。

本方专治气滞血瘀而兼少腹有寒的痛经。

加减：肝气郁滞明显的加苏梗、柴胡、郁金、青皮；瘀血较重的可用桃仁、红花、鸡血藤；气虚的可加黄芪；有热象的应去肉桂、炮姜。方中五灵脂、没药多用能碍胃，影响食欲，当注意。

为方便服用，将此方制成药酒，效果亦良佳。

实际上痛经常常是气滞血瘀与寒凝胞宫同时并见，无论是大温经汤，还是少腹逐瘀汤，均由温经与活血药共同组成。前者还有益气养血之功，而后者活血化瘀之力强，临床可酌情选用。根据多年的临床观察，少腹逐瘀汤在治疗子宫

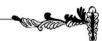

内膜异位症时常取得较好的疗效，盆腔有结节，或有巧克力囊肿的常加冬葵子、海蛤壳。

治疗痛经一般每月在经前和经期服药。

此外治疗痛经还可用外用药和针灸疗法。

外用药（本方是成都军区机关第一门诊部方）：肉桂50克，乌药30克，元胡25克，细辛25克，当归15克，白胡椒15克。

制作方法：将以上诸药微烘至干，研磨成极细粉，再取冰片15克，人工合成麝香30克，研成极细粉。将以上诸药混匀，置磨口瓶内，储存备用。

用法：用药面0.7~1克，填脐窝（神厥穴），加白酒数滴，覆盖氧化锌象皮膏。

我们经过试用，疗效确实不错，且方便易行。一般在月经来潮时用。

经前或经期用针刺关元穴，加艾灸，止痛效果亦好。

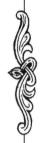

三、病案举例

病例一

本病例是家母的学生整理并加按语。

邓某，女，31岁，干部。初诊日期：1992年3月27日。患者行经腹痛10余年，近两年逐渐加重，每于经前开始腹胀痛并伴有乳房胀痛，月经来潮后腹痛加剧，伴有恶心呕吐，时有晕厥，每次均服"止痛片"2~4片或肌注止痛针方能缓解。曾在北大医院做腹腔镜等检查，诊断为"子宫内膜异位症""右侧卵巢巧克力囊肿，6cm×4.5cm×3cm"。曾服丹那唑一个月治疗，因顾虑有副作用，故就诊于傅老。以往

月经周期准，末次月经3月6日，傅老据其主证，查其舌暗，苔白微腻，脉小弦，辨证为气滞血瘀，癥瘕积聚。治以理气活血，软坚散结，以少腹逐瘀汤加减。

处方：当归10克，川芎6克，赤白芍各10克，生蒲黄6克，丹参10克，鸡血藤10克，柴胡10克，海蛤壳10克，香附10克，元胡10克，小茴香3克，肉桂6克。

服药6剂后，月经于4月5日来潮，此次经行仍有腹痛，服止痛片1片，痛即缓解，仍有恶心，但未吐，舌暗，苔白，脉小弦，治法同前。继用上方加减治疗三个周期后，经行腹痛消失。共治疗6个月，经行腹痛未再复发，超声波检查：左侧卵巢巧克力囊肿明显缩小，为4cm×3.2cm×2.9cm大小。

岳开琴按：此患者经行腹痛重，伴恶心、呕吐，时有晕厥，为子宫内膜异位症重度，证属气滞血瘀，癥瘕积聚，故傅老在用少腹逐瘀汤治疗的基础上，加丹参，鸡血藤，加重活血化瘀之力，加制香附以疏肝理气，加海蛤壳软坚散结，因有恶心呕吐，未用乳香、五灵脂恐其碍胃。全方共奏活血化瘀理气散结之功，故药后很快奏效。

病例二

王某，21岁，未婚。

病史：经行腹痛7年，月经14岁初潮，周期6天/30天，色暗质清稀，经前及经期腹痛持续10天，小腹呈绞痛、胀痛，痛时不能坚持学习，喜暖喜按，痛甚于胀，伴有少腹发凉，恶寒腹泻，手足不温，舌质淡，边有齿痕，脉沉小。

西医诊断：原发痛经。

中医诊断：痛经。

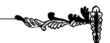

辨证分型：虚寒型。

治则：温经散寒理气止痛。

处方：当归 10 克，桂枝 10 克，川芎 6 克，白芍 10 克，炙草 10 克，炮姜 3 克，肉桂 6 克，艾叶 3 克，柴胡 10 克，元胡 10 克，川楝子 10 克，小茴香 6 克，香附 10 克。经前一周开始服药，经后停药。

此方出入治疗数月，已痊愈。

坤强谨按：本例为原发性痛经，患病日久，从经质清稀，腹痛喜按，少腹发凉，恶寒腹泻，手足不温，舌质淡，脉沉小等症来看，属虚寒型，用经验方归麻辛芍散寒汤加减。因患病已久，以虚寒为主，风寒湿实邪不明显，故去麻黄、细辛等发表散寒之药，而用肉桂、艾叶、小茴香加强温经散寒作用。寒则血凝，气亦不畅行，故加川芎、元胡活血止痛，柴胡、香附疏肝行气，以助温经散寒之效。

经前期综合征

本文是根据母亲的手稿整理而成。

经前期综合征是西医病名，中医有称"月经前后诸证"，是每于月经前后出现的情绪异常，失眠，头痛，发热，乳房胀痛，肢体浮肿，泄泻等一系列的症状，有时只出现一种，有时数种同时出现。临床表现有轻重不同，于经前 1~2 周左右出现，经后症状减轻或消失，以生育年龄的妇女多见。

一、病因病机

本病的发生，与体质强弱，以及生活环境有关。凡先天不足或后天失养的女子易患此证，女子月经来潮是因肾气充盛，天癸成熟作用于冲、任二脉，下注胞宫而致，与脏腑关系密切，胞脉上通于心，冲、任隶属于阳明，因此月经的正常与否，必须靠脏腑气血生化功能的调节来维持。如果肾气不足，肝郁气滞，心脾两虚等均能促使阴阳气血失调，在月经前期，冲任脉活动加速，需要脏腑气血加量供给，补充营养。但若各脏腑有病，不能满足冲任的需要，随即在经前后反应出各种症状，总称为月经前后诸证。

二、辨证分型

1. 肝郁气滞

主症：经前出现烦躁易怒，乳房胀痛，甚者不能触衣，或精神抑郁，甚则悲伤欲哭，或头痛，失眠，多梦，经来不畅，色暗有小血块，有时痛经。舌质暗或有瘀斑，苔薄白或薄黄，脉弦。

治则：疏肝解郁。

方药：逍遥散加减。

加减：郁久化热，见口干口苦，尿赤善饥，舌红脉细数，加丹皮、栀子、黄芩清肝泄火。

经络失于疏泄，乳房有肿块加川楝子、路路通、蒲公英、橘络、荔枝核。

兼有血瘀，腹痛拒按，月经有血块，去白术、甘草，加失笑散、红花、延胡索、制乳没。

头晕头痛明显者，逍遥散去煨姜，加葛根、牛膝、珍珠

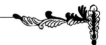

母、石决明等。

眠差多梦，加炒枣仁、五味子、夜交藤以养心安神。

精神抑郁或悲伤欲哭等精神症状明显者，加甘麦大枣汤。

精神症状明显伴痰多者，加温胆汤。

经行泄泻者加四逆散、薤白。

月经过后可服逍遥丸或七制香附丸。

2. 肝肾阴虚

主症：经行前后或经期烦热，头晕耳鸣，腰膝酸软，腰痛，足跟痛，手足心发热，口干尿赤。舌红嫩苔少，脉细数。

治则：滋补肝肾。

方药：六味地黄丸、五子衍宗丸加减。

加减：阴虚内热较甚的，见口干咽燥，头眩，潮热，形体消瘦，舌苔光剥，质红，可用六味地黄加麦冬、沙参、知母、石斛以滋阴养血。

阴虚阳亢头晕头痛明显者，四肢发麻，烦热，可用六味地黄加当归、白芍养肝血，鳖甲益肝肾之阴，石决明、珍珠母平肝潜阳，还可加葛根、牛膝。

经行发热伴有表证者可用银翘散加减；若表证里证具在者，可用小柴胡汤；若阴虚而发热者可用青蒿鳖甲汤加减。

月经净后可服六味地黄丸、杞菊地黄丸。

3. 脾肾阳虚

主症：经前或经后期浮肿，怕冷，面色㿠白，头晕，四肢无力，腰酸，纳谷不香，便溏，经色淡，量多。舌质淡胖，苔薄白，脉沉细弱。

治则：温肾健脾。

方药：金匮肾气丸合小建中汤。

加减：大便泄泻，或五更泻加四神丸；水湿停滞浮肿的可加五苓散。

月经净后用金匮肾气丸、参术健脾丸。

4.心脾两虚

主症：经期或经后心悸失眠，纳差，精神疲倦，腹胀便溏，浮肿，面色萎黄，月经色淡。舌质淡，舌苔薄白，脉濡小或细弱。

治则：补养心脾气血。

方药：归脾汤加减。

加减：脾虚湿重的去龙眼肉、黄芪，合用温胆汤；心血不足，心火亢盛明显的，心悸失眠，可用天王补心丹；脾气不足为主，大便次数多，不成形，可用参苓白术散。

月经净后用归脾丸。

5.阴虚胃热

主症：经前或经期烦躁，头痛，口舌生疮，大便干。舌苔黄腻，舌质红，脉细数。

治则：养阴清胃。

方药：玉女煎加减。

加减可参照以上各型。

月经前后诸证临床表现纷繁，以上所列为常见证型，临证还应视具体情况辨证施治。

三、病案举例

前三个病例及按语均为家母的学生所写。

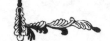

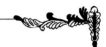

病例一

高某，女，28岁，职员。初诊日期：1992年3月27日。患者于1991年8月妊娠2个月，因高热致自然流产后，每于经前一周则发热，体温39.7℃左右，月经来潮后体温下降，发热时服退烧药体温也可下降。以往月经周期准，7天/28天，量偏多，色红，伴有腰痛，小腹痛。孕二产零，人工流产一次，自然流产一次。妇科检查：正常盆腔。检查血象：白细胞总数及分类正常。舌红，苔黄，脉细滑。

西医诊断：经前期综合征。

中医诊断：月经前后诸证（经行发热）。

辨证分型：肝肾阴虚，内热炽盛。

治则：滋补肝肾，清热凉血。

处方：生地10克，山茱萸10克，丹皮10克，山药10克，茯苓10克，泽泻10克，生地榆10克，冬桑叶10克，黄芩10克。6~12剂。水煎服。

二诊：1992年4月24日。服上方12剂，月经于4月14日来潮，此次行经未发热，腹痛比前减轻，现自觉仍有腹痛，恶心，手指发麻，小便黄，睡眠尚好，大便正常，舌红，苔薄黄，脉沉细。

治法同前。

处方：上方加陈皮10克理气和胃，竹茹10克清胃热止呕。

上方加减服用半年，经行未再发热，于1992年10月5日因停经39天，查HCG（+），一年后告之，生一男婴。

岳开琴按：此患者由于高热致胚胎停育而行清宫术，以后每于经前则高热，是由于患者素体阴虚加之孕后正气不足

感受外邪，正邪相争故出现高热使胎儿死亡而行清宫术。由于当时未彻底治疗，余邪留于体内，每于经前下注胞宫，此时阴精更虚，正气不足，余邪乘虚而发，故出现高热。选六味地黄丸加凉血清热之生地榆、冬桑叶、黄芩，滋阴养血，清血中之热，其中桑叶一味药，既能疏风清热，又有凉血之功，在诸多滋阴清热药中合用，取其轻清宣透之意。药后疗效彰著。

病例二

汪某，34岁，女，1981年3月3日初诊。

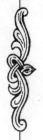

自诉每逢经前一周即感全身不适，肛门坠胀，泻下脓性黏液便，一天约五六次，伴恶心、呕吐，腰背小腹痛已14年。结婚10年，夫妻同居未孕。月经初潮17岁，4天/30天，量中，色暗红，轻度痛经。20岁至今，月经周期虽准，但经前1周每发上证，经行时各症更剧，经净症已，素体壮实，曾在他处治疗无效。末次月经2月8日，4天净。现值经前，症复作，脉弦，舌暗苔薄黄腻。妇科检查无异常。

西医诊断：经前期综合征。

中医诊断：月经前后诸证。

辨证分析：湿热内蕴，困于脾胃，肝胃不和，冲任失调。

治拟化湿清热，调理冲任，佐以疏肝和胃。

处方：葛根15克，黄芩10克，黄连粉1.5克（另包分次冲服），生甘草6克，当归10克，槟榔10克，枳壳10克，杜仲10克，白芍10克，木香6克，茯苓10克，草蔻10克。

嘱上方每于经前十天开始煎服，至经净方止。初诊服药

以来，症状逐渐减轻，服用三个周期，临床症状完全消失，继以调理肝脾丸剂（逍遥丸），作善后巩固。停药观察半年未见复发。

俞秀民等按：本患者罹病达十年有余，多方治疗无效，仔细查询所经治疗，或称"肠炎"，药用清热；或谓"寒凝痛经"，予以行气散寒，而该证之特点，是月经前大便泻下脓性黏液，肛门坠胀等，似应以此为主要矛盾。结合病史分析，患者诸消化道症状虽较其余显著，然又随经净而缓解，说明与月经相关。由此，应抓住月经与肝、脾、胃和冲任的关系进行治疗。正常妇女月经的来潮，必赖先后天作用于冲任二脉，冲任通盛，肝气疏泄，月经乃以时下。今湿热之邪内蕴，困于脾胃，内涉冲任，扰及肝血，肝失疏泄；唯月经将行，湿热之邪反得其助，其邪迫于大肠，假道而行，故大便泻下脓性黏液而坠胀；其邪随经脉充斥，气血为之凝滞，故腰痛、小腹痛、全身不适；肝主藏血，冲为血海，冲脉隶于阳明而附于肝，经行则血海为湿热之邪壅遏，木不能遂条达之性，上犯于胃，胃失和降，故恶心、呕吐等症乃作。湿热之邪，虽借经血、大便暂为出路而顿减其势，但病根犹存，所以下次月经复作，历年不愈。治疗选用葛根芩连汤加味。方中芩、连清化湿热，归、芍、杜仲养血活血，调理冲任，葛根、草蔻、枳壳、槟榔、木香等行气化湿，苓、草和中，俾气行而湿邪乃化，肝胃因和。诸药合用，病本得治，病因得除，治中病情，所以十余年之宿病，仅四诊即告痊愈。

病例三

傅某，36 岁，病历号 23886，1981 年 3 月 16 日初诊。

患者自诉经前半个月即开始全身不适，小腹下坠，腰痛，疲乏，烦躁，面部手足发胀，睡眠差，经行则诸症消失。月经周期准，4天/28天，量中，色黑，有小血块，末次月经3月2日，4天净，平时无不适。辅助检查及妇科检查，未发现异常。脉象沉小，舌质淡嫩，苔净。

西医诊断：经前期综合征。

中医诊断：月经前后诸证。

辨证分型：心脾两虚，肾气不足。

治则：健脾养心益肾。

处方：党参10克，五味子10克，枸杞子10克，牛膝10克，杜仲10克，当归10克，赤白芍各10克，川芎3克，鸡血藤10克，茯苓10克，柴胡10克，陈皮10克。

上方出入加减，先后复诊二次。嘱每于经前半月开始服药，经行方止。从服药以后诸症随减，服药三个周期，临床各症完全消失，自觉精神舒畅。

俞秀民等按：本例患者，见疲乏，面及手足发胀，小腹下坠，为脾虚所致；腰痛属肾虚之象；失眠烦躁，为心血不足。方中党参健脾益气；五味子、枸杞子、杜仲、牛膝补肾；归、芎、芍、鸡血藤养血和血以补益心血；茯苓宁心和中，且少佐柴胡、陈皮于养血补脾肾药中，行气疏肝补而不滞。治中病情故取效乃捷。

病例四

付某，女，40岁。初诊日期：1977年10月11日。

病史：月经周期正常，7天/28天，量中等，伴少腹痛、头痛，每至经前口舌生疮，经后则愈。末次月经9月19日，月经临近，现已开始出现口疮，疼痛不适，影响进食，大小

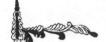

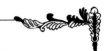

便尚调。舌质红，苔薄腻，脉沉小数。

西医诊断：经前期综合征。

中医诊断：月经前后诸证（经行口糜）。

辨证分型：阴虚胃热。

治则：养阴清胃。

处方：麦冬 10 克，熟地 12 克，当归 10 克，川芎 3 克，赤白芍各 10 克，丹皮 6 克，知母 6 克，牛膝 10 克，茯苓 12 克，蔻仁 6 克，生甘草 4 克，生石膏 20 克。4 剂。水煎服。

二诊：1977 年 12 月 15 日，上方每于月经前服用 4~8 剂，服药后经前口疮明显减轻，现睡眠欠佳，多梦，烦躁。舌红苔黄，脉沉小。

上方去石膏，继续经前服用。

三诊：1978 年 1 月 22 日，此次月经前未出现口疮，除睡眠欠佳外，无任何不适。舌红苔黄腻，脉沉细。

上方去熟地，加生地 10 克。

服药约半年，经前口疮已愈。

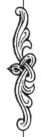

坤强谨按：本例患者经前口舌生疮，舌质红，脉沉小数，属阴虚胃热之证，用玉女煎治疗取效。家母善用此方治疗口腔溃疡，此病例属经行口疮，故加用赤白芍、当归、川芎养血活血调经，因舌苔薄腻，加蔻仁、茯苓化湿利湿。三诊时舌苔黄腻将熟地易生地。

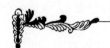

绝经前后诸证

本文是根据母亲的手稿整理而成。

绝经前后诸证是指部分妇女在绝经期前后，出现一些与绝经有关的证候，如烘热自汗，心烦易怒，心悸失眠，眩晕耳鸣，面肢浮肿，纳呆便溏，情志不宁，月经不调等。现代医学称之为围绝经期综合征，过去称更年期综合征。

一、病因病机

《素问·上古天真论》曰："女子……七七任脉虚，太冲脉衰少，天癸竭，地道不通，故形坏无子也。"说明妇女在五十岁左右生理状况发生了变化，肾气渐衰，冲任二脉亏虚，天癸得不到滋养，渐渐衰退，月经将断而至绝经，生殖能力降低而致消失。更年期是妇女必经的一个生理阶段，由于人体有自我调节的能力，故大部分人虽然有些症状，但很轻微，而有些人症状明显，以致影响工作生活，究其原因，一是素体虚弱，脏腑气血阴阳均不足，不能很快适应这一生理变化；二是情志所伤，与社会家庭环境以及个人修养均有密切关系，也是本病发生的一个很重要的诱因。由于肾与五脏的密切关系，肾气衰退必然引起五脏功能失调，出现一系列脏腑失调的临床征象，故本病的病机特点，以肾虚为根本，临床表现以肝脾心三脏失调为中心。

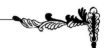

二、辨证分型

1. 阴虚肝旺

主症：头目眩晕，耳鸣，头面部阵发烘热，汗出，五心烦热，易怒，腰背酸痛，记忆力减退，月经先期，或先后不定期，大便干结，舌红少苔，脉弦细数。

治则：滋补肝肾，平肝潜阳。

方药：镇肝息风汤加减。

本人的经验方：葛根、牛膝、珍珠母、沙参、鳖甲、生地、麦冬、白芍、当归（方中沙参、鳖甲、生地、麦冬滋补肝肾之阴，白芍、当归养血柔肝，珍珠母平肝潜阳，牛膝引血下行，葛根鼓舞胃气上行，生津液，能治项背强硬，且据现代药理研究有扩张血管，降低血压的作用。诸药合用共奏滋肝益肾，平肝潜阳之功）。

加减：眠差加枣仁、远志、五味子；肝郁加柴胡、苏梗；大便溏泄加四逆散、薤白；舌苔腻加半夏、蔻仁、厚朴；耳鸣加蝉衣；头痛加僵蚕；下焦有热加生地榆；出血不止加地榆炭；皮肤瘙痒加地肤子；出汗加浮小麦。

2. 心肾不交

主症：心悸失眠，烦躁不安，多梦易惊，精神紧张，多汗，口干咽燥，五心烦热，月经紊乱，渐渐经闭。舌质红，苔少，脉细数。

治则：补肾养心，交通心肾。

方药：天王补心丹加减，人参、元参、丹参、茯苓、生地、当归、枣仁、柏子仁、五味子、天冬、麦冬、远志、桔梗。

加减：头胀加葛根、牛膝、珍珠母；脸部烘热加桑白

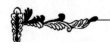

皮；便秘加郁李仁。

3. 脾肾阳虚

主症：畏寒肢冷，面色㿠白，体倦乏力，精神萎靡，腰背酸痛，尿少浮肿，纳少便溏，阴部重坠，白带量多，经少。舌质淡，苔薄白，脉沉弱。

治则：温肾健脾。

方药：右归丸加减，熟地、山药、山茱萸、枸杞子、菟丝子、杜仲、当归、鹿角胶、肉桂、附子，加党参、续断、补骨脂、仙茅、仙灵脾。

加减：大便溏泄加四逆散、薤白；心阳不足加瓜蒌、薤白；出汗多加浮小麦、生龙牡；水肿加车前子、益母草、茯苓。

4. 心脾两虚

主证：形寒肢冷，腹胀纳呆，大便溏薄，心慌气短，面肢浮肿，舌淡苔白，脉沉小。

治则：健脾养心。

方药：党参、白术、柴胡、白芍、枳壳、薤白、黄芪、甘草、茯苓。

加减：心阳不足加附子、瓜蒌；出汗多加浮小麦、生龙牡；心阴不足加百合；睡眠不好加枣仁、远志；腹胀加厚朴、木香；肾阳虚加仙茅、仙灵脾、巴戟天、杜仲；肾阴不足加覆盆子。

5. 脏燥型

主症：情志抑郁，悲伤欲哭，有时如神灵所作，不能自主，夜不安寐，倦怠，数欠伸。舌苔薄腻，舌质红嫩，脉沉细数。

治则：养心安神，缓急敛阴。

224

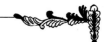

方药：加味甘麦大枣汤，生甘草、小麦、大枣、生地、麦冬、枣仁、黑芝麻、白芍、竹茹。

加减：常用浮小麦易小麦，小麦虽可益心气，但止汗作用差，绝经前后，患者常表现出汗多，《本草纲目》记载浮小麦"益气除热，止自汗盗汗"，既可益气，又可止汗，临床应用于此类患者确有较好的疗效。其余加减可参照以上各型所述。

本病的治疗除用药物外，应重视心理治疗，因情志所伤是一重要诱因，对病人做耐心细致的思想工作，使病人对自己的疾病有一个正确的认识，正确对待遇到的各种问题，只有两者结合起来，才能获得显著疗效。

三、病案举例

病例一

方某，女，52 岁。初诊日期：1993 年 1 月 15 日。

病史：月经周期不准已两年，去年 9 月份来一次月经后，停经 3 个多月，于今年 1 月 4 日又来潮，10 天净。疲乏无力，气短，心前区隐痛，放射到后背，半身麻木，心烦，失眠，每天只能睡 1~2 小时，大便黏。有冠心病史。舌质暗苔薄白，脉沉细。

中医诊断：绝经前后诸证。

辨证分型：心脾两虚。

治则：健脾益心。

处方：淡附片 6 克，生黄芪 15 克，浮小麦 30 克，太子参 15 克，茯苓 10 克，当归 10 克，苍白术各 10 克，远志 6 克，砂仁 6 克，炒枣仁 10 克，木香 3 克，瓜蒌 10 克，薤白

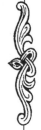

10克，鸡内金10克。6剂。水煎服。

二诊：服药后自觉诸证及精神明显好转，心前后疼痛已消除，每晚能睡3~4小时，大便不成形，晨起腹泻，舌质略暗，苔薄腻，脉沉细小。

再拟前法化裁。

柴胡10克，白芍10克，枳壳6克，生甘草6克，党参10克，苍白术各10克，茯苓10克，生黄芪15克，远志6克，半夏10克，知母6克，炒枣仁10克，木香3克，薤白30克。6剂。水煎服。

调理2个月症状消除。

坤强谨按：患者处于更年期，月经紊乱，出现疲乏无力，气短，胸痛，失眠，属于心脾两虚之证，而以心阳虚为主。用归脾汤加减，加附子温心阳为主药。一诊后心前区疼痛已除，故去附子，因晨起腹泻，加四逆散、薤白。家母对于有胸闷，心悸，气短，疲乏，若舌质淡暗的，认为属于心脾两虚，心阳不足，喜用温心阳益心气的药物，如附子、党参、黄芪、薤白等。本患者经此法治疗，效果良好。

病例二

韩某，女，51岁。初诊日期：1993年7月16日。

一年半前开始月经不调，现停经已半年，两月前突然出现出汗多，疲乏无力，腰酸，心悸气短，血压增高。刻下一阵阵烘热汗出，睡眠差，不思饮食，大便干，小便正常。舌质淡暗紫苔薄黄，脉沉小弦。做心电图正常。

中医诊断：绝经前后诸证。

辨证分型：脾肾阳虚。

治则：温补脾肾。

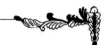

处方：党参 10 克，淡附片 6 克，茯苓 10 克，苍白术各 10 克，白芍 10 克，珍珠母 15 克，葛根 10 克，牛膝 10 克，当归 10 克，巴戟天 10 克，威灵仙 15 克，肉苁蓉 10 克，郁李仁 10 克，炙甘草 10 克，生黄芪 15 克，石决明 15 克。7 剂。水煎服。

二诊：1993 年 7 月 23 日。服药后心悸，烘热汗出均明显好转，白天已无发作，只是晚上 10 点左右发作一次烘热汗出，大便正常，舌淡暗苔薄白，脉沉小弦。

再拟温补脾肾。

处方：淡附片 6 克，党参 15 克，苍白术各 10 克，生黄芪 10 克，巴戟天 10 克，瓜蒌 10 克，薤白 10 克，元胡 10 克，葛根 10 克，牛膝 10 克，珍珠母 15 克，石决明 10 克，五味子 6 克，枳壳 6 克，陈皮 10 克。

此方加减调理一月，症状基本消除。

坤强谨按：根据患者疲乏无力，不思饮食，腰酸，已停经半年，舌质淡，脉沉小，属脾肾阳虚，心悸气短，睡眠不好，心气亦虚，虽有烘热，血压升高，但从症与舌脉均表现以阳气不足为主，故用温补脾肾益气法，并根据脉弦及血压升高，佐以平肝潜阳药。

与病例一比较，二者症状有很多相似之处，但前者以心前区隐痛为主，重在心阳不足，后者以腰酸疲乏显著，重在肾阳不足，故治法有别。

病例三

马某：女，53 岁。初诊日期：1989 年 3 月 31 日。

病史：绝经一年，忧郁，心烦急躁，时时欲哭，失眠，便干，舌质红，舌苔薄微黄腻，脉弦。

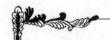

中医诊断：绝经前后诸证。

辨证分型：阴虚肝旺。

治则：滋阴养血平肝。

处方：葛根 10 克，牛膝 10 克，珍珠母 10 克，沙参 10 克，生地 15 克，砂仁 6 克，炙鳖甲 15 克，石决明 10 克，麦冬 10 克，白芍 10 克，当归 10 克，郁李仁 10 克，五味子 6 克。4 剂。水煎服。

二诊：1989 年 4 月 3 日。服药后精神好转，夜寐较安，便秘，舌质淡红，苔淡黄腻，脉细小。阴虚肝旺较平，舌苔淡黄腻，湿邪偏盛，先拟理气化湿为主。

处方：柴胡 10 克，半夏 10 克，川朴 10 克，蔻仁 6 克，茯苓 10 克，枳壳 6 克，陈皮 10 克，五味子 6 克，木香 3 克，当归 10 克，白芍 10 克，郁李仁 10 克。4 剂。水煎服。

三诊：1989 年 4 月 7 日。服上药除大便不通外，余症均好转。

再拟前法继治。

原方去郁李仁，加生大黄 10 克（后下）。4 剂。水煎服。

四诊：1989 年 4 月 10 日。服药后精神转爽，夜眠尚好，大便已通，舌苔薄黄微腻，脉弦滑。

再拟滋阴平肝法，兼理气祛湿。

处方：葛根 10 克，牛膝 10 克，珍珠母 10 克，陈皮 10 克，半夏 10 克，蔻仁 6 克，苏梗 6 克，五味子 6 克，炙鳖甲 15 克，茯苓 10 克，车前子 10 克，郁李仁 10 克。4 剂。水煎服。

五诊：1989 年 4 月 14 日。服前方后诸恙进一步减轻，舌苔薄白，脉弦细。

再拟滋阴养血。

228

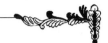

处方：生地 10 克，当归 10 克，白芍 10 克，沙参 10 克，麦冬 10 克，葛根 10 克，牛膝 10 克，五味子 6 克，茯苓 10 克，砂仁 6 克，枸杞子 10 克，郁李仁 10 克，炙鳖甲 15 克。8 剂。水煎服。

以此方调理 2 个月而痊愈。

坤强谨按：本患者绝经一年，性情急躁，失眠，舌质红，脉弦，辨证属肾阴亏虚，肝阳上亢，滋阴平肝用经验方治疗。二诊时精神症状已明显好转，舌象显示苔淡黄腻，阴虚好转，但湿邪又盛，故先去湿。四诊时湿邪已去大半，脉象弦故化湿与平肝同用，少加一味鳖甲滋阴。五诊时湿邪已去，再用滋阴平肝养血法治疗而痊愈。

盆 腔 炎

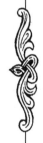

一、盆腔炎治疗三法

以下是母亲所作，曾在 1986 年第 7 期《中医杂志》专题笔谈中发表，我根据她临床用药经验，在文中加有按语补充。

我治疗盆腔炎常用化湿清热、疏肝健脾清热、滋阴补肾三法。

化湿清热法用于急性盆腔炎或慢性盆腔炎急性发作。症见恶寒发热，头痛口苦，胸闷烦躁，下腹部胀痛拒按或满腹疼痛，白带多，色黄质稠呈脓样而臭，大便干，尿赤不畅。舌质红，苔黄厚腻，脉滑数。常用三仁汤加减治疗。药用：

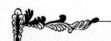

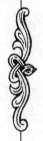

杏仁、蔻仁、薏苡仁、川朴、半夏、滑石、通草、竹叶。以此方为基础，随症加减。我体会，盆腔炎的急性发作虽多属下焦湿热，但不宜过用苦寒，治疗应以祛湿清热为主，湿祛则热易清，治湿一定要有出路，下焦湿热可从小便而解，故选用三仁汤加减并重用利尿剂。方中滑石嫌其滑利，可使白带增多，故去之。（坤强谨按：常用车前子加强利尿作用；对湿热并重的，常与藿朴夏苓汤、二妙散合用，还可加败酱草、蒲公英加强清热作用。）

疏肝健脾清热法常用于慢性盆腔炎或急性盆腔炎的恢复期。症见少腹坠胀或隐隐作痛，经量增多或周期紊乱，白带绵绵不断，头晕心悸气短，面色不华，舌质暗淡，苔薄黄腻，脉沉细数，因急性期已过，湿浊虽化，但内热未净，故用疏肝健脾清热法，以丹栀逍遥散加减。药用：丹皮、栀子、当归、白芍、柴胡、茯苓、白术、甘草、生姜、薄荷。以此为基础方，随症加减。（坤强谨按：此型常兼血瘀，月经不畅，舌暗，加桃红四物汤；附件有炎性包块的加冬葵子、鸭跖草。）

滋阴补肾法常用于结核性盆腔炎或慢性盆腔炎。症见五心发热，烦躁不安，心情忧郁，两胁胀痛，两颧潮红，甚则低烧不退，盗汗自汗，全身无力，形体消瘦，白带多，月经开始量多，继则闭经。舌质红，舌苔薄净或中光滑无苔，脉象沉细数。用两地汤加减。药用：生地、地骨皮、白芍、元参、麦冬、阿胶。以此为基础方，随症加减。（坤强谨按：低热不退加青蒿、白薇；腹中有块疼痛加鳖甲、龟板、元胡、乳香、没药；白带多加椿根皮、乌贼骨。母亲曾用此法合丹栀逍遥散治疗结核性盆腔炎取得很好疗效。）

另有包块属于寒性，久治不愈，形体消瘦，恶寒，纳

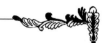

差，低烧，所谓寒性脓疡（多为结核性盆腔炎所致），用阳和汤治疗有效。药用：熟地 30 克，麻黄 1.5 克，桂枝 10 克，炮姜 3 克，甘草 6 克，肉桂 3 克，附子 6 克，鹿角胶 10 克。

盆腔炎除口服药物治疗外，下腹部有包块者（多为炎性包块），可配以中药保留灌肠。药用：柴胡、鸭跖草各 10 克，败酱草 15 克，赤芍 10 克，川楝子 10 克，水煎约 100 毫升，灌肠，每日一次，7 天为一疗程，三个疗程为度。

二、病案举例

病例一

刘某，女，28 岁。初诊日期：1992 年 6 月 8 日。

病史：患者少腹隐痛两月余，伴白带多。2 个月前行人流术后，自觉少腹痛，腰痛，白带多，色黄，以往月经周期 28 天，5 天净，量中等，色红，有血块，腹痛（＋），末次月经 5 月 23 日，4 天净，量中等。现腰痛，小腹隐痛，白带多，色黄，小便频，纳食睡眠尚好。舌红苔黄腻，脉沉小。

妇科检查：外阴阴道（－），宫颈光滑有抬举痛，子宫后位，正常大，质中，有压痛，左侧附件增厚压痛，右侧（－）。

西医诊断：盆腔炎。

中医诊断：带下病。

辨证分型：湿热下注。

治则：清热利湿。

处方：藿香 10 克，佩兰 10 克，半夏 10 克，陈皮 10 克，川楝子 10 克，生地 10 克，苍白术各 10 克，黄柏 6 克，川朴 10 克，茯苓 10 克，泽泻 10 克，车前子 10 克，枳壳 6 克。

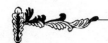

4 剂。水煎服。

二诊：1992 年 6 月 12 日。服药后小腹痛减轻，但仍有隐痛，腹胀，腰酸，白带减少，夜间尿频。舌边尖红，苔黄腻，脉滑数。

再拟前法继治。

上方加生地榆 10 克。6 剂。水煎服。

三诊：1992 年 6 月 19 日，服药后小腹痛明显减轻，腹胀腰酸好转，白带不多，尿频尿黄，大便调，舌暗苔腻，脉滑数。

再拟前法继治。

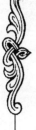

处方：半夏 10 克，陈皮 10 克，茯苓 10 克，生甘草 6 克，枳壳 6 克，川朴 10 克，生地 10 克，元胡 10 克，苏梗 6 克，车前子 10 克，苍白术各 10 克，黄柏 6 克。6 剂。水煎服。

四诊：1992 年 6 月 29 日，月经于 6 月 26 日来潮，现第四天，出血未净，量中等，少腹隐痛，腰酸痛。舌尖红，苔黄腻，脉弦。

再拟养血清热化湿。

处方：生地 10 克，败酱草 15 克，茯苓 10 克，川朴 10 克，苍白术各 10 克，黄柏 6 克，半夏 10 克，枳壳 6 克，泽泻 10 克，车前子 10 克，生甘草 6 克，6 剂。水煎服。

五诊：1992 年 7 月 6 日，现腹不痛，腰有轻微疼痛，白带不多，末次月经 6 月 26 日，5 天净。舌暗苔黄腻，脉弦。

再拟前法继治。

方药：藿香 10 克，川朴 10 克，苍白术各 10 克，黄柏 6 克，茯苓 10 克，泽泻 10 克，车前子 10 克，败酱草 15 克，生地榆 10 克，元胡 10 克，枳壳 6 克，半夏 10 克。6 剂。水

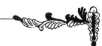

煎服。

再用此方调理一个月症状完全消除。1992 年 9 月 11 日来诊，停经 43 天，查 HCG（＋），一年后随防，生一男婴，母子健康。

坤强谨按：本病例于人流术后出现腹痛，白带多，妇科检查，符合盆腔炎诊断，带下色黄，舌红，苔黄腻，中医属湿热下注，湿热均盛，予藿朴夏苓汤和二妙散治疗而获效。二诊时加生地榆，家母治疗盆腔炎时喜用生地榆，认为有清热凉血止血之功，尤其能清下焦之热。

病例二

任某，女，29 岁。初诊日期：1992 年 7 月 1 日。

病史：少腹痛一年，加重一周。患者曾有盆腔炎史，近一年自觉少腹隐痛，腰痛，白带多，色黄，近一周来加重，伴有肛门坠痛，疼痛难忍，月经周期准，7 天 /25 天，3 天净，量中等，色暗红，痛经（＋），末次月经 6 月 25 日，6 天净。小便黄，大便正常，纳食睡眠尚好。舌淡红苔黄腻，脉沉小滑。

曾在人民医院诊断盆腔炎。

妇科检查：外阴，阴道（－），宫颈光滑，有抬举痛和摇摆痛，子宫前位，正常大，有压痛，右侧卵巢可触及，压痛（＋），左侧（－）。

西医诊断：盆腔炎。

中医诊断：带下病。

辨证分型：湿热下注，气滞血瘀。

治则：清热利湿，理气活血。

处方：柴胡 10 克，当归 10 克，川芎 6 克，赤白芍各

10克，败酱草15克，蒲公英15克，陈皮10克，蔻仁6克，川朴10克，元胡10克，川楝子10克，车前子10克，冬葵子12克。6剂。水煎服。

二诊：1992年7月7日。服药后腹仍痛，肛门下坠，舌淡红，苔薄黄，脉沉小。B超示子宫右侧有一3.6cm×2.9cm大小囊性肿物，提示右侧附件囊肿。

再拟前法化裁。

处方：柴胡10克，当归10克，川芎6克，赤白芍各10克，车前子10克，蒲公英15克，败酱草15克，元胡10克，木香6克，枳壳6克，茯苓10克，川楝子10克，鸭跖草15克。6剂。水煎服。

三诊：1992年7月14日。服药后腹胀减轻，腹仍痛，肛门下坠，伴腰痛，舌淡暗苔白，脉沉小。

再拟前法化裁。

处方：柴胡10克，当归10克，川芎6克，赤白芍各10克，败酱草20克，蒲公英20克，制没药6克，元胡10克，郁金10克，茯苓10克，杜仲10克，丹参15克。6剂。水煎服。

四诊：1992年7月21日。腹痛明显减轻，偶有少腹隐痛，腰仍痛，白带不多，舌暗苔薄黄，脉小滑。

再拟理气活血。

处方：柴胡10克，当归10克，川芎6克，赤白芍各10克，制药没6克，五灵脂10克，元胡10克，桃仁10克，枳壳6克，鸡血藤15克，小茴香3克，乌药6克，郁金10克。6剂。水煎服。

五诊：1992年8月1日，月经7月26日来潮，至今未净，量中等，色暗红，腹痛下坠三四天，现腹已不痛，腰痛

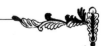

及肛门下坠均消失,夜寐欠安,舌暗苔白,脉沉小。再拟前法继治。

方药:柴胡 10 克,当归 10 克,川芎 6 克,赤白芍各 10 克,制没药 6 克,元胡 10 克,丹参 15 克,鸡血藤 10 克,陈皮 10 克,茯苓 10 克,酸枣仁 12 克,夜交藤 12 克。6~12 剂。水煎服。

六诊:1992 年 8 月 14 日,月经 7 天净,已无腹痛,白带不多。舌暗,苔薄白,脉沉小。复查 B 超:子官右侧可见一 1.8cm×1.5cm 大小囊肿(较前已明显缩小)。

再拟理气活血,化瘀清热法。

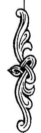

处方:柴胡 10 克,当归 10 克,川芎 6 克,赤白芍各 10 克,丹参 15 克,制没药 6 克,元胡 10 克,红藤 15 克,败酱草 15 克,川楝子 10 克,茯苓 10 克,鸡血藤 15 克。6 剂。水煎服。

以上方加减治疗 2 个月后复查 B 超,为正常盆腔。

坤强谨按:以往有盆腔炎病史,未坚持治疗,湿邪内蕴日久化热,呈亚急性发作,湿热之邪阻滞气机,使气血瘀滞,久成癥瘕。湿热内蕴故见舌苔黄腻,白带量多色黄,气滞血瘀则月经色暗,痛经,伴肛门坠痛,附件囊肿(可能为炎性包块),治疗过程中,以逍遥散合桃红四物汤加减,并加清热利湿药,因腹中有包块,用冬葵子、鸭跖草。患者服药后腹痛,白带均减,四诊时,湿热之象已明显减轻,又正值经前,有痛经史,故以理气活血为主,加乌药、小茴香理气止痛。最后以理气活血,化瘀清热法收功。

病例三

崔某,女 43 岁。初诊日期:1993 年 2 月 8 日。

病史：患者患盆腔炎已半年，伴宫颈糜烂，小腹痛，白带水样有血丝，味臭，末次月经1月24日。在当地医院于每次月经结束第一天开始静脉点滴青霉素，连续5天，已用3个月，未见明显好转，特来北京求治。月经周期基本正常，舌质淡红苔薄白腻，脉沉小。

西医诊断：盆腔炎。

中医诊断：带下病。

辨证分型：脾虚气滞，湿热下注。

治则：健脾理气，化湿清热。

方药：柴胡10克，党参10克，当归10克，白芍10克，苏梗6克，元胡10克，陈皮10克，小茴香3克，茯苓10克，苍白术各10克，黄柏6克，五味子6克。6剂。水煎服。

二诊：1993年2月15日，患者自觉服药后症状明显好转，水样白带已无，以往月经前10天开始腹痛，现只感右侧腹部稍痛，夜寐多梦，纳食好，尿不黄。

再拟化湿清热，理气活血法。

处方：苍白术各10克，黄柏6克，生地10克，柴胡10克，当归10克，川芎6克，赤白芍各10克，元胡10克，陈皮10克，半夏10克，茯苓10克，砂仁6克，枳壳6克，苏梗6克。6剂。水煎服。

三诊：1993年2月22日，腹痛明显好转，右下腹痛已无，月经将至，白带色发灰红色2天（以往经前头10天就有），无臭味，夜寐多梦，舌尖红，苔薄腻，脉沉小。

再拟前法继治。

处方：生地10克，赤白芍各10克，川芎6克，当归10克，柴胡10克，陈皮10克，半夏10克，苍白术各10克，

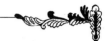

黄柏6克，败酱草15克，元胡10克，薏苡仁10克，枣仁10克，车前子10克。6剂。水煎服。

坤强谨按：此病例虽然有带下味臭，舌苔白腻等湿热下注之症，但患病已半年之久，白带呈水样，舌质淡，脉沉小，表明脾气已虚，所以方中用逍遥散健脾疏肝，加党参加强健脾益气之功。无明显的黄苔与黄带，说明湿热之中湿胜于热，又有小腹疼痛，故用小茴香，理气止痛，温散湿滞之邪。用药后效如桴鼓，二诊时白带已无，湿热之邪已清大半，再合用理气活血之品以收功。从本病例治法可以看出，家母治病注重辨证，虽有一定之规，但又不拘泥于成法，加减用药非常灵活。

先兆流产和习惯性流产

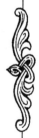

本文是我根据家母的治疗经验总结归纳而成。

先兆流产，中医称为"胎动不安""胎漏"，主要表现妊娠期阴道少量出血，腰酸腹痛，或下腹坠胀。习惯性流产中医称"滑胎"，是指自然流产连续发生三次或以上者，即屡孕屡堕。

不论是先兆流产或习惯性流产的病因病机，主要是由于肾的精气不足，导致冲任失养，不能摄血保胎，胎元不固，而成胎动不安，漏胎，滑胎。所以对于本病的治疗应以益肾为主。对滑胎，应治疗于未孕之前，补其肝肾，调其冲任，在此基础上，亦应视病人的脏腑气血虚实辨证施治。对胎动不安，因妊娠初期阴血下养胎元，常表现阴分不足，虚火上

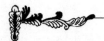

炎之象，治疗时注意养阴清热。

先兆流产经验方：桑寄生，杜仲，苎麻根，枸杞子，砂仁，白术，黄芩。

方中桑寄生、杜仲、枸杞子、苎麻根补肾，白术、砂仁健脾和胃，黄芩清热，以上诸药均具有安胎之功，共奏益肾和胃安胎之效。

加减：出血加生地榆、仙鹤草、阿胶珠；恶心加炒竹茹、陈皮，偏胃寒的用干姜；气虚加党参、黄芪；血虚加生地、白芍；腰酸痛加覆盆子、菟丝子、五味子；尿黄加淡竹叶；便秘加瓜蒌仁；气滞不舒加苏梗；阴虚口干可选用生地、沙参、麦冬、知母，因妊娠初期常表现阴分不足，故此养阴药常加入基本方中应用。

病案举例

病例一

闫某，女，24岁。初诊日期：1994年4月18日。

病史：妊娠12周，1994年4月9日阴道少量出血1天，4月11日，4月16日又分别出血1天，今日又出血，量不多，腰痛，无腹痛，无下坠感，恶心，纳差，大便3~4天1次，不干，尿频，口干。舌质红，苔薄黄，脉弦滑。

西医诊断：先兆流产。

中医诊断：胎漏。

辨证分型：肾阴亏虚，冲任不固。

治则：养阴和胃，益肾安胎。

处方：沙参10克，麦冬10克，知母6克，桑寄生10克，杜仲10克，仙鹤草10克，黄芩6克，苍白术各10克，炒

竹茹 10 克，大小蓟各 10 克，地榆炭 10 克，白芍 10 克。4 剂。水煎服。

二诊：1994 年 4 月 22 日。昨天开始阴道出血止，纳食不香，家属取药。

再拟前法继治。

处方：桑寄生 10 克，苏梗 6 克，白术 10 克，黄芩 6 克，砂仁 6 克，麦冬 10 克，知母 6 克，白芍 10 克，杜仲 10 克，仙鹤草 10 克，大小蓟各 10 克，白茅根 10 克，阿胶珠 10 克（烊化）。7 剂。水煎服。

三诊：1994 年 4 月 29 日。出血已止，无腰痛及腹痛，纳食不香。家属代取药。

再拟养阴益肾安胎。

处方：沙参 10 克，麦冬 10 克，知母 6 克，白术 10 克，黄芩 6 克，杜仲 10 克，菟丝子 10 克，砂仁 6 克，茯苓 10 克，山萸肉 10 克，苏梗 6 克。4~8 剂。水煎服。

以后未再出血，一年后告之生一女。

坤强谨按：患者妊娠 3 个月，阴道出血，属中医胎漏。根据患者口干、舌红、苔薄黄，为阴虚内热，故用保胎的基本方加养阴清热之剂。因有出血，用仙鹤草、大小蓟、地榆炭止血。二诊时血止一天，观其病史，出血停停止止，恐其复发，又加白茅根、阿胶珠，加强止血之功。待出血完全停止，病情稳定后专以补肾安胎。家母在患者妊娠初期，一般不用甘草，她认为此药气味大，服后恐病人恶心不适。

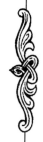

病例二

李某，女性，29 岁，干部。初诊日期：1992 年 8 月 21 日。

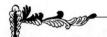

病史：患者于 1988 年、1991 年、1992 年 7 月均因胚胎停育，自然流产而行清宫术。以往月经周期错后，5~6天 /36~45 天，量中等，色暗红，有血块，痛经，末次月经8 月 13 日，4 天净。现自觉头痛，四肢关节痛，畏寒，恶心，舌质淡红，苔薄白，脉沉小。

妇科检查：未见异常。曾在协和医院检查染色体、免疫等，均正常。

西医诊断：习惯性流产。

中医诊断：滑胎。

辨证分型：气血两虚，风寒外侵。

治则：益气养血，祛风散寒。

处方：黄芪桂枝五物汤合独活寄生汤加减。生黄芪 15克，秦艽 10 克，桂枝 10 克，白芍 10 克，独活 3 克，桑寄生 10 克，当归 10 克，川芎 6 克，细辛 3 克，党参 10 克，牛膝 10 克，生地 10 克，砂仁 6 克，杜仲 10 克。

二诊：1992 年 10 月 6 日，上方加减服用二十余剂，关节痛，恶心，畏寒好转，现头晕，腰痛，乏力，末次月经9 月 18 日，4 天净，量中等，色红，血块少，痛经比前减，测基础体温为双相。舌淡红，苔薄白，脉沉小。

患者初诊时为流产后，体虚正气不足，而感受风寒之邪，故关节痛，恶心畏寒，用黄芪桂枝五物汤合独活寄生汤加减治疗后，风寒已解，而出现腰痛乏力等肾虚之证，即是引起屡孕屡堕之原因。

用归肾丸（熟地、山萸、山药、茯苓、当归、枸杞子、杜仲、菟丝子）加减治疗 4 个月，1993 年 4 月 5 日来诊，一般情况尚好，末次月经 3 月 1 日，现停经 36 天，感恶心呕吐，厌食，时有腹胀。查尿 HCG 阳性，舌红，苔白，脉沉

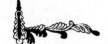

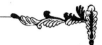

小滑。

治以益肾安胎，养阴和胃。

处方：沙参 10 克，麦冬 10 克，桑寄生 10 克，杜仲 10 克，黄芩 6 克，白术 10 克，砂仁 6 克，苏梗 6 克，生地 10 克，白芍 15 克，竹茹 10 克，覆盆子 10 克，五味子 6 克。

以此方加减治疗两月余。一年后随访，生一女婴，母女健康。

岳开琴按：此患者由于素体肾气不足，冲任失养，月经延期后错。肾虚而不能养胎系胎，虽能成孕，但屡妊屡堕。所以傅老诊后嘱患者，一定要坚持服药调理，加强营养，避免过劳，并且在服药治疗期间半年采取避孕措施，不能妊娠。故此患者前后治疗共 9 个月后又妊娠，孕后一般情况尚好，继服傅老中药保胎治疗，以补肾安胎为主，因舌质红，示阴分不足，加养阴药，沙参、麦冬、生地等，加五味子，益肾阴而生津。至足月顺利分娩。

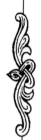

外阴溃疡

本文是根据家母手稿整理而成。

外阴溃疡是妇女常见病，溃疡可发生于外阴各部，以小阴唇和大阴唇内侧为多，数目及大小不定，有时可融合成一较大溃疡，病人疼痛奇痒，烦躁坐卧不安。中医古籍称本病为"阴疮""阴蚀"。治疗不当易反复发作，危害妇女健康。

根据临床所见，本病常见的有湿热下注与阴虚内热两型，湿热下注多因七情郁火，损伤肝脾，肝热脾湿蕴结而成。阴虚内热多因素体阴虚，或嗜食辛辣，损伤肝胃之阴而成。二者局部症状相似，需结合全身症状辨证用药。

湿热下注型：外阴溃疡伴外阴瘙痒，白带多，色黄臭秽，大便干，尿黄，舌苔厚黄腻，舌质红，脉弦滑，治拟清利湿热，用三仁汤（杏仁、半夏、白蔻、厚朴、通草、竹叶、薏苡仁、滑石）或八正散（木通、瞿麦、车前子、扁蓄、滑石、甘草、大黄、山栀子、灯心草）加减。因滑石利下焦，可使白带增多，木通过于苦寒故去之（坤强注：现代研究关木通有肾毒性）；热重加黄芩、黄柏；湿重加苍白术；疼痛重加元胡、川楝；大便干加郁李仁。

阴虚内热型：外阴溃疡伴五心烦热，失眠，口干，大便干，舌质红嫩，舌苔薄黄腻，脉细数。治拟养阴清热，用玉女煎加减（熟地、生石膏、麦冬、知母、怀牛膝）。方中熟地易生地，兼湿热的加苍术、黄柏、黄芩、砂仁；肝阳上亢的头痛加葛根、牛膝、珍珠母；睡眠不好的加枣仁、五味子。玉女煎治疗本病，生石膏是主药必不可少，且用量宜大（一般用30克），石膏性寒，清热力量强，但不伤阴，且能治疮疡。如张锡纯说："石膏用之功效，不但能治病，且善于治疮，且善于解毒。"

外用药：清白散（主要成分：煅石膏、青黛、海螵蛸等，研细末）鱼肝油调敷患处，日3次。中医传统是用香油调敷，我常用鱼肝油调敷，因鱼肝油可维持人体表皮组织的结构完整，是促进生长的必要成分，故选用此药可营养皮肤，以促进愈合。

外洗药：蒲公英15克，败酱草15克，淡黄芩10克，生甘草10克，地肤子15克，枯矾10克。

上药共煎汤外洗，每日一剂，煎两次，洗两次。

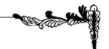

病案举例

病例一

曾治一青年女性，患外阴溃疡一月余，伴烦躁不安，口渴引饮，大便干，小便黄，舌红，苔黄厚腻，脉弦滑。多方求医，疗效不明显，后经人介绍来我院治疗，辨证属于湿热下注，用清利湿热法，予三仁汤加减，杏仁、蔻仁、薏苡仁、半夏、藿香、川朴、陈皮、车前子、苍白术、黄柏、生石膏、茯苓。外用清白散。服药10剂痊愈。

病例二

有一50岁妇女，正值更年期，患外阴溃疡一周，伴潮热汗出，口干不喜饮，烦躁，坐卧不安，纳差，大便干燥，舌质嫩红，苔薄黄腻，脉细数，证属阴虚内热，予养阴清热法，予玉女煎加减，生地、麦冬、知母、生石膏、浮小麦、生苡仁、陈皮、半夏、五味子、炒枣仁、郁李仁。外用清白散，服药4剂症状大减，8剂而痊愈。

坤强谨按：病例一，患外阴溃疡，烦躁口渴，大便干，小便黄，舌苔黄腻，脉弦滑，属湿热之象，湿与热均偏盛，用三仁汤合二妙散，因烦渴引饮，加生石膏除烦止渴。

病例二，表面看来症状与前病例很相似，但结合舌脉，辨出不同之处。舌红嫩，脉细数均为阴虚之象，且口干不喜饮亦为阴虚之征，故属阴虚内热之证，用玉女煎加减。因仍有黄腻苔，兼有湿热之邪，方中有石膏清热，再加薏苡仁、陈皮、半夏等理气化湿。

二者均用青白散外敷，据家母介绍此药治疗本病效果非常好，她用此法配合口服药治愈了很多外阴溃疡，包括一些面积大或日久不愈的严重的溃疡。

产后身痛

本文是我根据家母的经验总结而成。

产后身痛是由于产后气血两虚，致四肢百骸，经脉关节失于濡养，产后百节开张，易受风寒之邪侵袭，致经脉阻滞而见四肢或腰背关节肌肉麻木或酸痛、重着等。

家母常用独活寄生汤加减治疗。

方中四物汤养血和血，人参、茯苓、甘草益气扶脾，牛膝、杜仲、寄生补肝肾，强筋骨，独活、秦艽、防风祛风胜湿，细辛搜风散寒，桂枝温经止痛。共奏补气血、益肝肾、祛风寒之功。

加减：每与黄芪合用，方中含有黄芪桂枝五物汤之意，因分娩过于用力，阳气耗损，腠理不密，意在加强补气之功，本方尚有很好的止汗作用。

临证中根据病程的长短，气、血、肾虚的不同程度，风、寒、湿偏重的情况，灵活加减。

心悸，舌质淡苔白滑合用真武汤；出血不止加贯仲炭；舌苔腻加砂仁；出汗过多可合用浮小麦。若为新产后，去细辛，此药虽止痛作用强，但恐其过于辛散。

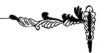

病案举例

病例一

王某，女，29 岁。初诊日期：1992 年 4 月 13 日。

病史：自述现为产后 31 天，于产后一周左右由于睡觉时不慎而感受风寒，周身关节痛，以腰为重，畏寒恶风，自汗气短，乏力，婴儿不哺乳，恶露 20 天干净，舌质淡，苔白，脉沉细小。

中医诊断：产后身痛。

辨证分型：气血两虚，风寒外袭。

治则：补气养血，祛风散寒。

处方：生黄芪 15 克，太子参 10 克，当归 10 克，赤白芍各 10 克，川芎 6 克，荆芥 10 克，防风 3 克，生甘草 6 克，羌独活各 3 克，桂枝 10 克，细辛 3 克，桑寄生 10 克，砂仁 6 克。6 剂。水煎服。

二诊：1992 年 4 月 17 日。服药证减，仍腰酸痛，畏寒，汗出，4 月 15 日来月经，量多，舌淡，苔黄腻，脉沉小。

再拟补气血，益肝肾，祛风散寒。

处方：生黄芪 15 克，党参 10 克，桂枝 10 克，羌独活各 3 克，桑寄生 10 克，细辛 3 克，当归 10 克，川芎 6 克，白芍 10 克，怀牛膝 10 克，生甘草 6 克，防风 3 克，砂仁 6 克，杜仲 10 克。6 剂。水煎服。

三诊：1992 年 4 月 27 日。服药后关节痛减轻，仍有自汗，腰酸乏力，末次月经 4 月 15 日，量多，10 天净，舌淡苔白，脉沉小。

再拟益气养血补肾。

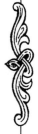

处方：生黄芪15克，太子参10克，茯苓10克，白术10克，炙甘草6克，当归10克，生地10克，川芎6克，白芍10克，杜仲10克，浮小麦30克，砂仁6克，枳壳6克，桂枝10克。6剂。水煎服。

四诊：1992年5月4日。服药后关节不痛，但仍有自汗，下肢畏寒，牙齿不适，舌尖红，苔白腻，脉沉小。

再拟前法继治。

处方：生黄芪15克，党参10克，浮小麦30克，炒白术10克，茯苓10克，炙甘草6克，杜仲10克，当归10克，赤白芍各10克，五味子6克，生地10克，枳壳6克，陈皮10克。6剂。水煎服。

关节疼痛已基本消除，再以此方加减调理而痊愈。

坤强谨按：患者产后受风寒，产后气血两虚，表现自汗气短；风寒内侵，周身关节疼痛，畏寒恶风。初诊治以黄芪桂枝五物汤加减，补气养血，祛风散寒，虽有腰痛，考虑病程短，主要由受风寒所致，治疗先以补气血，祛风寒为主，只用桑寄生一味补肝肾兼祛风湿之药。二诊时，风寒已去大半，仍有腰酸痛，加入杜仲、怀牛膝加强补肾强筋骨作用，即独活寄生汤之意。三诊、四诊，关节痛已基本好转，故减去祛风寒之药，以补气血为主。

病例二

鲍某，女，29岁。初诊日期：1991年10月18日。

病史：产后关节痛4个月，1991年5月，分娩后半月开始自觉关节痛，恶风，畏寒，腰背酸痛，右手酸胀，乏力，产后恶露28天净，不哺乳，化验血沉、抗"O"、类风湿因子均正常。舌淡苔白腻，脉沉小。

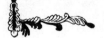

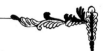

中医诊断：产后身痛。

辨证分型：肝肾不足，气血亏虚，风寒湿痹。

治则：益肝肾，补气血，祛风散寒除湿。

方药：党参10克，桂枝10克，生黄芪15克，独活3克，桑寄生10克，秦艽10克，防风3克，细辛3克，川芎6克，当归10克，杜仲10克，茯苓10克，肉桂6克，砂仁6克。4~8剂。水煎服。

二诊：1991年11月1日。服上方14剂，关节痛比前减轻，精神较前好转，双肩仍痛，腰酸，双下肢畏寒，仍有恶风，末次月经10月31日，舌淡暗，苔薄白，脉沉小。

再拟前法继治。

处方：党参10克，生黄芪15克，羌独活各3克，细辛3克，桑寄生10克，防风3克，当归10克，川芎6克，杜仲10克，茯苓10克，牛膝10克，威灵仙10克，砂仁6克，川朴10克，车前子10克（包）。4~8剂。水煎服。

三诊：1991年11月8日。关节疼痛好转，腰重，纳呆，眠差，舌暗边有齿痕，苔白腻。

仍拟前法继治。

处方：党参10克，当归10克，桑寄生10克，羌独活各3克，秦艽10克，防风3克，茯苓10克，细辛3克，川芎6克，杜仲10克，车前子10克（包），川朴10克，半夏10克，枳壳6克。4~8剂。水煎服。

六诊：1991年11月18日。关节疼痛明显减轻，饮食睡眠二便均正常，舌暗苔白腻，脉沉细小滑。

再拟上方化裁。

处方：党参10克，当归10克，秦艽10克，川芎6克，羌独活各3克，桂枝10克，防风3克，桑寄生10克，细

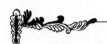

辛3克，茯苓10克，川朴10克，杜仲10克，牛膝10克。4~8剂。水煎服。

以此方加减，又治疗一月余而告愈。

坤强谨按：患者产后感受风寒，引起四肢关节及腰背疼痛，但当时未及时治疗，延误日久，不但气血不足，亦致肝肾亏虚，以腰背酸痛为主证，故选用独活寄生汤加减，补气血，益肝肾，祛风寒。因舌苔腻，湿邪偏重，在治疗过程中曾用砂仁、厚朴、车前子等化湿利湿药。

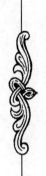

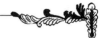

诊余漫话

中西医结合治疗
功能性子宫出血的体会

功能性子宫出血是西医的病名，简称"功血"。主要是卵巢功能紊乱所引起的月经病（坤强谨按：这是当时的认识，现在的定义为：功血是由于调节生殖的神经内分泌机制失常引起的异常子宫出血，而全身及内外生殖器官无器质性病变存在）。中医称此病为"崩漏"，"漏"是指经血淋漓不断，"崩"是指经血忽然暴下，简称"崩漏"。崩漏病范围很广，功能性子宫出血实际是崩漏之一。中医西医虽然是不同的学术体系，认识的方法不同，但病是一个，总有相通之处，我在长期治疗实践中不断摸索中西医结合治疗本病的方法，将自己的体会介绍如下：

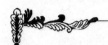

（一）功血的病因病机

对功血发病的主要原因病机，应从中西医两个方面来认识。

1. 中医方面

崩漏是阴道不规则出血的总称，与月经的关系密切，《素问·上古天真论》云："女子二七而天癸至，任脉通，太冲脉盛，月事以时下，故有子。"这里的"二七"是指女子到十四岁的时候，"天癸至"指天癸成熟。明代李时珍说："命门为藏精系胞之物，其体非脂非膜，白膜裹之，在脊骨第七节，两肾中央，系属于脊，下通二肾，上通心肺，贯脑为生命之源，相火之主，精气之府，生人生物皆由此出。""命门"为火脏，"天癸"为天一癸水，水火二脏，互相既济产生动力，这个动力就是肾中的精气。女子在肾精气的培育下，到十四岁左右，"命门、天癸"渐渐成熟，天癸成熟能促使冲、任二脉流通。

王冰云："肾气全盛，冲任流通，经血渐盈，月事以时下……冲为血海，任主胞胎，二者相资，故能有子。"总的来讲，冲、任、督三脉是奇经之脉，承肾气天癸之源，促使三脉相资而来月经。肾气、天癸、命门皆为先天之本，必靠后天脾胃以滋养，其次，冲、任、督三脉与女子胞，脑以及五脏都有不可分割的关系。如脾胃水谷为后天之本，滋养肝肾。脾统血，肝藏血，肾藏精，肺主气等都有整体的联系。

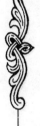

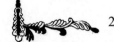

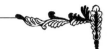

女子正常生理示图如下：

（后天） 脾胃 →水谷精气滋养→ （先天） 肝脏 { 命门 天癸 } →水火既济产生动力促使→ 天癸（成熟）

→促使→ 冲任（相通） →同时→ 生殖之精成熟 → 胞宫 { 月经来潮 能有子 }

以上这些是女子的正常生理，如果肾气受伤，或脾胃失调，必导致气、血、心、脾、肝、肾等脏器失调，冲任失守必造成妇科疾病，首当其冲的是月经紊乱，月经先期，月经后期，或月经先后不定期，出血量多或淋漓不断，成为崩漏。

异常生理示意图

脾胃 →水谷失调不能滋养→ 肾 { 命门 天癸 } →命门火衰不能促使→ 天癸 →天癸成熟不良→

冲、任（受伤） →不能培育生殖之精→ 胞宫 { 崩漏下血 不孕 }

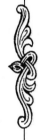

在古书中论及崩漏的原因更多，早在《内经》有"阴虚阳搏谓之崩"；《金匮要略》谓"虚寒相搏名为革，妇人则半产漏下"；《妇人良方》有"妇人崩中因脏腑伤损，冲、任、血、气俱虚致也"；《千金方》言"积冷崩中去血不止，腰背痛，四肢沉重虚极，妇人劳损因成崩中"；《傅青主女科》云"郁结血崩，妇人口渴舌干呕吐吞酸而血下崩者，为肝之郁结也。……肝之性急，气急则其急更甚，甚则血不止。故崩不能免也"。以上这些是古代医书中的记载，只举几个例子，当然还有很多，说明了崩漏的范围较广，现在所要写的功血不能包括中医书的整个"崩漏"部分，不能说"崩漏"就是功血，否则把古人论的"崩漏"都当功血治疗，则子、目不分，会影响疗效，是不恰当的。

2. 西医方面

正常生理：脑下垂体前叶分泌促卵泡成熟激素（坤强注：现称卵泡刺激素，以下均改为现在的名称）和黄体生成激素，卵泡刺激素的主要作用是促进卵泡的发育和成熟，它在与少量的黄体生成激素的协同下，使发育成熟的卵泡分泌雌激素，使子宫内膜增殖。此时为月经的前半期。

到排卵之前，血中黄体生成激素的浓度突然升高，以后又很快下降，这一升高，再加上卵泡刺激素的协同作用，促使成熟卵泡排卵。

卵巢排卵后，黄体生成激素促使破裂的卵泡转变为黄体，促使其分泌孕激素，使增殖期子宫内膜转变为分泌期。

黄体分泌大量的孕激素及雌激素，反馈使垂体分泌的黄体生成激素和卵泡刺激素相应减少，黄体开始萎缩，孕激素与雌激素的分泌随之下降，使子宫内膜得不到性激素的支持，脱落而来月经。

脑下垂体分泌：
卵泡刺激素 —促进→ 卵泡发育成熟
卵泡刺激素 / 黄体生成激素 共同协作分泌较多 雌激素使子宫内膜增生 / 两者浓度达到一定比例时 促使成熟卵泡排卵

卵巢排卵后→卵泡→黄体→大量孕、雌激素→抑制垂体分泌→孕、雌激素下降→子宫内膜脱落→月经

异常生理：以上这些是女子生理的正常现象。如果脑下垂体、卵巢功能紊乱时即可导致月经失调。临床最常见的有功血及功能性闭经。功血可分两种，一种是有排卵的，一种是无排卵的。无排卵性功血的原因是单一雌激素持久刺激，无孕酮对抗，子宫内膜增生过长，无分泌期变化，若有一批卵泡闭锁，雌激素水平可突然下降，子宫内膜失去雌激素的

支持而剥脱出血。雌激素突破出血有两种类型，一是雌激素维持在一定的低水平的持续刺激，可发生间断少量出血，出血时间延长，类似于中医所说的"漏"；二是雌激素维持在一定高水平的持续刺激，可先引起长时间的闭经，易发生急性突破出血，血量汹涌，正如中医的"崩证"。

脑下垂体 →（障碍）卵巢 →（功能紊乱）雌激素 →（含量增多）子宫内膜增殖

→ 卵泡闭锁 →（雌激素含量下降）子宫内膜坏死脱落 → 出血

排卵性功血较无排卵性功血少见，主要由黄体功能异常所致，表现周期缩短或出血时间延长，子宫内膜有分泌期变化。

（二）功能性子宫出血的辨证治疗

功能性子宫出血是因卵巢功能失调引起的不正常子宫出血。中医来讲是因肾气不足，肾阴阳失调，或脾胃失调引起的崩中漏下。治疗的关键为六个字"健脾胃，益肝肾"。

上海第一医学院在《肾的研究》一书中认为，肾阴阳失调是功血的始动原因，因此治疗功血应该以调肾阴阳为主。其次，肾与五脏的关系密切，一脏有病必波及他脏。如肝阴不足，或肾水不涵木，肝阳有余，调节失常，就丧失了藏血功能，下迫冲、任必成崩中漏下。脾为生血之源，又为统血之脏，思虑必伤脾；或肾火不能生土，影响脾的统血功能，亦可成崩中漏下。由于以上这些病因病机，临床将功血大致分为三大类型：脾肾阳虚型，肝肾阴虚型，气血两虚型。

脾肾阳虚型包括了脾阳不振，肾阳亏损。主要症状：阴道不规则出血，怕冷，四肢不温，腰脊酸痛，性欲减退，倦怠无力，面色㿠白，浮肿，舌苔薄白腻，舌质淡嫩，边有

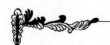

齿痕，脉沉细弱。常用右归饮、金匮肾气丸、附子理中汤加减。肾阳虚明显的可加鹿角胶、巴戟天、仙灵脾等助阳之品。

肝肾阴虚型包括血虚肝旺，肝阴不足，肾阴亏虚。其主要症状：阴道不规则出血，五心烦热，有时潮热，盗汗自汗，耳鸣目眩，口干咽燥，心烦易怒，腰酸背痛，四肢无力。舌苔薄黄，舌质红或剥，脉弦细。常用左归饮、六味地黄丸、傅青主的两地汤等加减。

气血两虚型包括心血亏虚和脾气不足。主要症状：月经出血量多，或淋漓不止，头晕目眩，心悸不宁，气短少眠，面色萎黄，倦怠无力，腹胀便溏。舌苔薄白，舌质淡，脉沉细而弱。常用八珍汤、十全大补汤、归脾汤加减。兼阳虚的加巴戟天、鹿角胶、仙灵脾、附子等品，兼阴虚的加龟板、鳖甲、麦冬、枸杞子、女贞子等滋阴药。

以上三型为临床常见，但也会出现一些其他证型，故补充如下：

热郁：知柏四物汤、荆芩四物汤，热更甚的可加炒丹皮、炒栀子、大黄炭。

肝郁气滞：逍遥散加减。

气血郁滞：四物汤加香附、桃仁、红花，气行滞去则血止。血瘀明显可加失笑散止血不留瘀。

血多虚脱：独参汤、参附汤。

中气下陷：补中益气汤、升阳益胃汤。

脾虚湿滞：香砂六君子汤、三仁汤、苍附导痰丸、升阳除湿汤等加减。

大出血时：可酌情加用党参、五味子、旱莲草、仙鹤草、炒蒲黄、槐花炭、大小蓟、阿胶、煅龙牡。

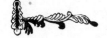

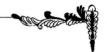

偏气虚的可加人参、黄芪，血瘀加参三七。

月经周期短，出血时期亦短的，大多数是低水平雌激素，以养血补肾为主，根据辨证加减，常用药如：当归、丹参、首乌、熟地、覆盆子、枸杞子、菟丝子。

有闭经史，或稀发月经，经来量多，以后淋漓不断，无痛经，大多数呈阴道细胞角化水平高，为高水平雌激素，在辨证施治基础上，出血多可加旱莲草、地榆炭、仙鹤草、大小蓟、阿胶。月经前半期以补肾为主，月经后半期补中兼行。

（三）辨证论治与实验诊断相结合

无论肾阴虚，肾阳虚，或脾胃不调的功血，症状方面都出现阴道出血量多或淋漓不断，或有闭经史，有时我们通过辨证治疗症状明显好转，取得较好疗效，但服药后体内的女性激素水平变化如何，心中无数。因此，在临床上我们采用中西医结合的办法来观察和治疗。患者初诊时在闭经阶段，我们经妇科检查，首先证明没有子宫肌瘤，盆腔炎以及卵巢肿瘤等疾患。如果阴道清洁，宫颈光滑，多次检查，白带呈银白色，条状有韧性，宫颈黏液检查有羊齿状结晶，做阴道涂片，其时的细胞角化估计有60%以上，背景清洁，平铺稀排，初步诊断是属高女性素（雌激素）的功血。

如果初诊检查时，没有发现其他妇科疾患，见阴道不清洁，在宫颈口取不出黏液，做阴道涂片检查，发现背景脏，细胞大小不等，形小角圆，甚至有中层细胞和底层细胞，估计角化细胞在5~10%以下，可诊断女性激素（雌激素）低落，这与脑下垂体功能低落，促女性激素生长不良有关，属于低女性素（雌激素）的功血。其他还可以取子宫内膜活体

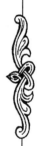

组织检查，测基础体温和基础代谢，血的生化检查，尿24小时的 17- 羟皮质类固醇、17- 酮类固醇等检查。

我们用中医的辨证论治来治疗功血，采用阴道细胞学及各种检查来观察疗效。例如，卵巢功能紊乱的患者，处于女性素低落阶段，如从肾阴阳调治后，有时只能改善症状，但对升高女性素作用不大，这时我们除在辨证中找原因，再在补肾药中找药物，通过观察我们发现，巴戟天、仙灵脾、补骨脂、龟板、鹿角胶、紫河车、鳖甲等对冲、任、督三脉有调整作用的药物，有改善女性素使其升高的苗头。又有雌激素水平高的患者，黄体功能不足，服中药后，有些只能改善症状，但对补充黄体，使雌激素下降的作用不大，再从辨证中找原因，除使用补肾药外，加活血理气之品，如桃仁、红花、香附、鸡血藤等药物，观察到有促使雌激素下降的苗头，通过中药的辨证论治，结合阴道细胞的检查可以反复治疗，反复验证，从实践摸索中来提高疗效。

（四）体会

中医西医虽然体系不同，我认为"病"是一样的，例如"功血""崩漏"，其发病的机制是统一的。西医"功血"发病的主要原因是脑下垂体功能、卵巢功能紊乱而引起；中医"崩漏"发病的主要原因由肾阴阳失调（肾功能紊乱）引起。因为"命门""天癸"是肾功能之一，命门由督脉循行到风府穴，进脑内，与脑下垂体关系密切，调整肾阴阳，与调整内分泌有一定的联系。中医的辨证论治结合阴道细胞观察，为中西医结合开辟途径。

其次，中西药结合的应用，应该有计划的运用，不是用了中药后一定再加用些西药，或者用了西药后再加上些中

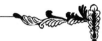

药，这样就算中西医结合。这样的结合我说是浪费，无治疗意义，应该有目的，有计划地使用。例如，西医治疗功血可以做人工周期，用乙蔗酚来补充雌激素，黄体酮来补充黄体。大剂量的乙蔗酚可以抑制脑下垂体促卵泡成熟激素的分泌，并能引起恶心、呕吐等副作用。如果用小剂量的乙蔗酚能够调整脑下垂体的功能，促使促卵泡成熟激素的分泌，就可以避免它的副作用。因此在临床实践中，对功血的患者，服中药治疗后症状方面有所好转，但是对女性素的调整还不够满意，除服中药治疗外，再加上小剂量的乙蔗酚治疗，效果良好。

1980 年 12 月

治湿法在妇科疾病中的运用

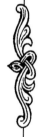

　　本文是我根据家母的手稿，以及平时她所口述，经过整理成文。

　　湿为六淫邪气之一，有外湿与内湿的区别。外湿多因涉水淋雨、居处潮湿、外伤雾露或水中作业引起。内湿则由于饮酒嗜茶、过食油腻或多食生冷瓜果而致脾阳受损，脾失健运以致湿自内生。所以《素问·至真要大论》说："诸湿肿满，皆属于脾。"可见湿邪致病与脾的关系最为密切。

　　从妇科病来看，湿伤冲脉可发生月经病，湿浸任脉可致癥瘕不孕，湿蕴带脉可致带下病，湿注胞宫可致胎产病。再则湿困脾阳日久，可导致肾阴阳不足，天癸受伤，亦可引起月经失调、崩漏、闭经、不孕等妇科疾病。所以妇科疾病很

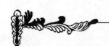

多与"湿"有关。

湿证的临床表现较为复杂，根据湿邪侵袭的部位不同而异。湿在上则头痛、头重如裹；湿在中则纳呆脘闷、呕恶、口黏不渴；湿在下则淋浊带下阴痒；湿阻于肠，大便溏泄，黏滞不畅；湿流注关节，关节肿痛、沉重或浮肿；湿淫肌肤，湿疹瘙痒，坐卧不安。舌象以腻苔为特征，脉多濡滑。湿证又常与风、寒、热兼见，而成寒湿、风湿、湿热、暑湿等证。

治湿之法主要有芳香化湿、宣肺利湿、利水渗湿、祛风胜湿、清热利湿、温化水湿、健脾化湿、功逐水湿等法。

妇科疾病中怎样运用治湿法，首先应明确湿表现在妇科有那些特点，其次是如何用药。

1. 湿证的临床表现及治法

（1）舌苔腻：腻苔是湿邪的典型舌苔，但根据厚薄、润燥、色泽又有寒热之不同。舌苔白腻，以湿为主的可用芳香化湿、苦温燥湿、利水渗湿等法，代表方剂有：三仁汤（白蔻仁、杏仁、薏苡仁、厚朴、通草、滑石、半夏、竹叶），藿朴夏苓汤（藿香、川朴、泽泻、茯苓、猪苓、半夏）。舌苔黄腻，兼见尿赤口渴，为湿热偏盛，可于上法加入苦寒燥湿之品，如黄芩、黄连、栀子等。

湿热之证，临症时应分清湿与热的偏盛，是湿重于热，还是热重于湿，还是湿热并重。如见舌苔白腻，并兼有一派湿邪阻滞之象，即为湿重于热，可用辛苦微温之药为主，同时兼以清热。如舌苔黄腻，边尖红，而偏于干燥，并兼有一派热邪亢盛之象，为热重于湿，需用苦寒之品为主，兼以祛湿。如舌苔黄腻，湿邪阻滞和热象并见者，为湿热并重，治疗时辛温、苦温、苦寒药并用，取其辛开苦降，以达清热化

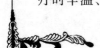

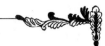

湿之目的。

舌苔薄腻而滑，偏于寒湿者，用温化水湿法，肾着汤加减（干姜、白术、茯苓、甘草）。舌质淡，体胖，苔白腻，兼有脾虚之证者，用健脾化湿法。

在妇科各种疾病中，表现以湿邪为主者，应先治湿；如兼有湿邪者，在辨证治疗的基础上兼以祛湿。

（2）周期性全身困重乏力：多见于经前期紧张症和更年期综合征，月经来前出现，因湿邪困阻脾胃，脾主四肢，亦主肌肉，故湿病总有全身困重乏力之感，见此症多加健脾利湿之剂，可酌加苍白术、川朴、蔻仁、半夏等。兼有热的可加黄柏、黄芩。兼有浮肿，小便不利色赤，可加茯苓、泽泻、薏苡仁、车前子等。

（3）胸闷腹胀：湿邪阻遏中焦，气机失其宣畅故有胸闷、脘腹发胀之感，可加郁金、橘红、薏苡仁、杏仁、木香、蔻仁、枳壳。

（4）纳呆便溏：湿邪犯胃，脾胃不能受纳，故临床见纳呆，脾失运化水谷之能，使湿浊下注而便溏，可用四逆散加薤白（柴胡、白芍、枳实、甘草、薤白）。

（5）带下：除有其他主症外兼白带多，寒湿加干姜、苍白术、茯苓、厚朴；湿热带下色黄，加苍白术、黄柏、生地榆。

2.治湿应注意以下几点

（1）一般妇科病有湿，其湿多在下焦，除带下外，常见尿少色黄，此邪无去路，因此在治疗中加用茯苓、猪苓、泽泻、车前子等利湿药，使邪有出路。

（2）湿证尚未化燥之前，切忌润药，因为胶滞阴邪，再加柔润之阴药，二阴相合，同气相求，必致痼结难解，迁延

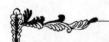

不愈。如果湿热化燥，消铄阴液，津液受伤，而见舌红少苔，脉细数，这时可以加入滋阴之品。

（3）阴虚夹湿，可用滋阴清湿热之法，但祛湿之药不能过燥，可以轻清化湿，如川朴花、砂仁壳、枳壳等，不致过燥伤阴。

玉女煎治疗口腔溃疡及外阴溃疡

此为家母的手稿。

女子外阴溃疡或经前口腔溃疡，多因肝肾阴虚，胃火炽盛所致，玉女煎是滋阴清热的良方，用之多有效。有时外阴溃疡和口腔溃疡同时出现，类似于现代医学的白塞氏综合征，亦可用此法治疗。

玉女煎是明代张景岳之方，见于《景岳全书》。

药物组成：生石膏 15~30 克，熟地 10~30 克，麦冬 6~10 克，知母、牛膝各 6 克。（药物剂量是个人常用剂量）

功效：养阴清胃。

主治：阴虚胃热，烦热口渴，头痛，牙痛，大便干，口舌生疮，或牙龈出血，甚则外阴糜烂。舌质干红或光剥，苔薄白或黄，脉滑数或细数。

方解：本方适用于肾阴亏虚，胃火旺盛之证。肾阴虚表现为舌质干红光剥，口渴不欲饮；胃热盛表现为烦热，大便干，久则郁火上移则口舌生疮，下移则外阴糜烂。本方以生石膏为君，清胃中之火，熟地为臣，滋养肾水，滋阴清火并用，即能清火又能壮水。麦冬为佐药，味甘润，助熟地养

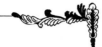

阴滋水，知母亦为佐药，味苦润，助石膏以清胃热，二药合用，苦甘能化阴。牛膝为使药，有导热下行之功。

加减：肝肾阴虚不明显，而胃火较盛的，可以去熟地易生地。

胃热盛，烦躁大便干，舌苔黄腻，应重用石膏、牛膝，加黄芩、黑山栀、黄柏，气机不畅加砂仁、郁金。

若肝肾亏损，阴虚明显，口干舌红嫩或光剥，可重用熟地、麦冬，加沙参、黄精，多汗口渴加五味子，多汗加浮小麦，低热加青蒿、地骨皮、龟板、鳖甲，小便不利加泽泻、茯苓、车前子。

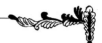

年
谱

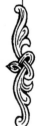

　　1915年4月2日（阴历2月18日）　生于浙江宁波东杏阳巷。

　　1924年8月　入宁波鄞东初小读书。

　　1928年8月　入宁波崇德女校高小读书，这是一所教会学校。

　　1930年8月　宁波教会学校甬江女中读初中。

　　1933年8月　到上海复旦附中读高中。

　　1935年1月　考入苏州国医学校。

　　1937年7月　芦沟桥事变后，苏州沦陷，学校被迫停课，在家自修，王慎轩校长在绍兴函授。同时在宁波名医吴涵秋诊所见习。

　　1938年8月　在上海中医学院借读，完成学业。

　　1939年1月　于上海中国医学院毕业。

　　1939年2月　在宁波桃江乡自己开业行医。

　　1939年夏季　时疫流行，在其胞兄所开时疫医院工作。

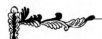

1939 年 11 月　浙江天台两浙盐务管理局慈幼院任中医部主任。

1942 年 10 月　浙江龙泉开业行医。

1944 年元旦　在重庆与中医师黄坚白结婚，同时在重庆中央公园操场坝开业行医。

1946 年 8 月　抗战胜利，由重庆迁汉口，继续开业行医。

1952 年　在武汉市中医进修学校进修西医两年。

1953 年 4 月　参加汉口中医药联合改进会任中医师，并兼任江汉路分门诊部主任。

1955 年 12 月　随丈夫进京。

1956 年 3 月　在北京中医研究院西苑附属医院妇科任中医师。

1956 年 4 月　加入中国农工民主党。

1961 年　参加中国政治协商会。

1964 年　参加顺义医疗队

1969 年　去稷山中医研究院农村疾病研究所，并参加医疗队到公社及生产队巡回医疗。

1971 年 9 月　回北京，仍在中医研究院西苑医院工作。

1975 年 3 月 20 日　丈夫因病去世。

1980 年　成为文革后第一批硕士研究生导师，培养研究生 3 名。

1981 年 11 月　出版《〈医宗金鉴·妇科心法要诀〉释》一书。

1981 年　培养硕士研究生一名。

1982 年　取得博士生导师资格。

1991 年　享受国务院政府特殊津贴待遇。

1992 年　参加全国 500 名老中医师带徒，带徒弟一名。

1995 年　培养博士生一名。

2000 年　被授予"中国中医研究院资深研究员"称号。

2001 年 4 月 8 日　不幸因病与世长辞。